全国中医药高等院校规划教材
中医师承系列教材

中华文明与中医药学

（供中医学、针灸推拿学、中西医临床医学等专业用）

主　编　杨殿兴　刘　力

中国中医药出版社

·北　京·

图书在版编目（CIP）数据

中华文明与中医药学 / 杨殿兴，刘力主编 . —北京：
中国中医药出版社，2022.11
ISBN 978-7-5132-7830-0

Ⅰ . ①中… Ⅱ . ①杨… ②刘… Ⅲ . ①中国医药学—
教材 Ⅳ . ① R244.1

中国版本图书馆 CIP 数据核字（2022）第 176095 号

中国中医药出版社出版

北京经济技术开发区科创十三街 31 号院二区 8 号楼
邮政编码 100176
传真 010-64405721
北京联兴盛业印刷股份有限公司印刷
各地新华书店经销

开本 889×1194 1/16 印张 9.75 字数 267 千字
2022 年 11 月第 1 版 2022 年 11 月第 1 次印刷
书号 ISBN 978 - 7 - 5132 - 7830 - 0

定价 39.00 元
网址 www.cptcm.com

服 务 热 线 010-64405510
购 书 热 线 010-89535836
维 权 打 假 010-64405753

微信服务号 zgzyycbs
微商城网址 https://kdt.im/LIdUGr
官 方 微 博 http://e.weibo.com/cptcm
天猫旗舰店网址 https://zgzyycbs.tmall.com

如有印装质量问题请与本社出版部联系（010-64405510）

全国中医药高等院校规划教材
中医师承系列教材

《中华文明与中医药学》
编审委员会

主任委员

余曙光（成都中医药大学）　　　　　宋春生（中国中医药出版社）

委　员（按姓氏笔画排序）

王庆国（北京中医药大学）　　　　　刘敏如（成都中医药大学）

孙光荣（北京中医药大学）　　　　　吴勉华（南京中医药大学）

张之文（成都中医药大学）　　　　　张廷模（成都中医药大学）

范永升（浙江中医药大学）　　　　　顾植山（安徽中医药大学）

熊继柏（湖南中医药大学）

《中华文明与中医药学》
编委会

全国中医药高等院校规划教材
中医师承系列教材

主　编

杨殿兴（成都中医药大学）　　　　　刘　力（陕西中医药大学）

副主编

何丽清（山西中医药大学）　　　　　王明强（南京中医药大学）

章文春（江西中医药大学）　　　　　赵鲲鹏（甘肃中医药大学）

编　委（以姓氏笔画为序）

刘秀华（成都中医药大学）　　　　　刘朝圣（湖南中医药大学）

周小平（宁夏医学院）　　　　　　　周艳红（陕西中医药大学）

陶春晖（湖北中医药大学）　　　　　盖沂超（云南中医药大学）

学术秘书（兼）

刘秀华（成都中医药大学）

前 言

中医药学源远流长，其独特的认知思维方式、经典的医学理论、丰富的诊疗手段等绵延至今，其术传千载而不衰，道历百世而益辉。传承有序、流派纷呈、脉络清晰、学验兼重，是中医药学绵延赓续的显著特色。

党和政府历来高度重视中医药工作，1956年在北京、上海、广州、成都建立了独立设置的中医学院，将中医药教育正式纳入了现代高等教育体系。党的十八大以来，以习近平同志为核心的党中央把中医药工作摆在更加突出的位置，中医药进入全面发展新时代。2019年10月25日，中华人民共和国成立以来第一次以国务院名义召开中医药会议，以中共中央和国务院名义发布了《关于促进中医药传承创新发展的意见》，为新时代传承创新发展中医药事业指明了方向，开启了新时代中医药振兴发展的新篇章。中医药高等教育在人才培养、科学研究、社会服务、文化传承、国际交流等方面取得了丰硕成果，成为我国高等教育体系中独具特色的重要生力军，为推进卫生与健康事业发展、提升人民健康水平发挥了重要作用。但是，我们也应当认识到，以院校教育为主体的中医药高等教育存在着传统特色优势衰减、专业结构层次有待优化、人才培养方式及评价机制有待健全等不足。

为贯彻落实习近平总书记关于中医药工作的重要指示和全国中医药大会精神，遵循中医药人才成长规律，推动院校教育和师承教育融合发展，由成都中医药大学和中国中医药出版社组织，联合全国各中医药院校启动"中医师承系列教材"的编写工作，旨在挖掘和传承中医药宝库中的精华精髓，加强中国传统文化熏陶与中医学术流派传承发展，强化中医经典理论应用，加快推进名老中医学术经验活态传承，为培养中医理论基础扎实、临床技能精湛、中医思维牢固的传统特色中医药人才奠定基础。

本套教材由全国各学科有代表性和影响力的专家共同编写完成，包括中医文化与人文素养、中医经典传承、中医基础技能、名中医学术思想与特色学派四大类，具有实用性、系统性、权威性和典范性。本套教材不仅作为高等院校中医传承型人才培养的指导用书，而且对毕业后教育、继续教育也具有重要的参考价值。相信本套教材的推广使用，能够进一步引领中医学术传承研究，促进中医学术繁荣和可持续发展。

余曙光　宋春生

2022年8月

编写说明

　　中医药学是中华民族的伟大创造，是中国古代科学的瑰宝，它承载着中华民族几千年的文明和传承着中华民族的优秀文化，是集中华文明、文化之大成，是至今仍然发挥着重要作用活的文化遗产和医学精华。

　　中医药学伴随着中华民族的繁衍生息，集数千年的积淀，不仅形成了独立完整的中医药学体系，其思维模式、思想方法也与中华民族优秀传统文化一脉相承。中医药学深植于中华文化的沃土之中，它吸收了中华文化的精华，承载了几千年的中华文明，是中华民族优秀传统文化的重要组成部分。中华文化是中医药学的思想基础和内在精神，是中医药特色优势的本质体现，是中医药继承创新的灵魂和根本。

　　本教材正是在这样的大背景下应运而生的，我们力求诠释中医药学是"打开中华文明宝库的钥匙"这一论断。中医药学凝聚着深邃的哲学智慧，深刻体现了中华民族的认知方式和价值取向，它蕴含着丰富的中华民族文化精髓，是我国文化软实力的重要体现。它把中国哲学的智慧和中华优秀文化进行了完美的演绎，从"道"的层面给我们展示了道法自然、和合文化、天人合一、中庸之道、大医精诚、以人为本等"大道"精神，使我们体会到"医者意也"的精髓和中医药理论的真谛，又从"术"的层面，体验神、圣、工、巧的诊断治疗方法，以及在临床上理、法、方、药一线贯通的完美结合。我们力图通过这本教材让中医学子们能真正认知到中华文明、中国文化与中医药学一脉相承，使同学们树立起中华民族应有的文化自信，充分肯定和积极践行自身文化价值，把中医药学学习好、继承好、发展好、利用好。

　　本教材由主编杨殿兴、刘力全面统筹，拟定编写提纲。第一章由杨殿兴编写；第二章由刘秀华、杨殿兴编写；第三章由王明强编写；第四章由赵鲲鹏编写；第五章由盖沂超编写；第六章由陶春晖编写；第七章由刘朝圣编写；第八章由周小平编写；第九章由章文春编写；第十章由刘力、周艳红编写；第十一章由何丽清编写。

　　本教材适用于有一定中医药学基础的中医学、针灸推拿学、中西医临床医学等专业本科生，以及继续教育、师承教育、长学制的后期学习。由于这是一个全新的领域，加之编者学识、水平有限，不当之处希望同道不吝赐教，以便再版时完善。

《中华文明与中医药学》编委会

2022 年 5 月

目　录

第一章

道法自然

《道德经》言："人法地，地法天，天法道，道法自然。"道，指道路，引申为规律、法则，即事物发生、发展的内在规律。法，为遵循、效法。自然，是指事物存在的根据和自身活动的内部根源，即事物自身所具有的本质和属性。道法自然，就是指事物发生发展的内在规律，必须遵循事物的本质和属性。道法自然，也是顺应自然。人类应顺应自然、尊重自然、效法自然。只有这样，才能达到人与自然和谐统一。

道法自然是老子的哲学思想，将天、地、人乃至整个宇宙的生命规律精辟涵括加以阐释。道法自然揭示了整个宇宙的特性，囊括了天地间所有事物的属性，宇宙天地间万事万物均要效法或遵循"道"的"自然而然"规律。道就是对自然欲求的顺应。任何事物都有一种天然的自然欲求，谁顺应了这种自然欲求谁就会与外界和谐相处，谁违背了这种自然欲求谁就会同外界产生抵触。

道法自然是中国古代优秀的哲学思想，实质上蕴含了我们看待世界的基本的认识观和方法论。

第一节　乘势利导

四川自古有"天府之国"的美誉。历史上最早称四川为"天府"是诸葛亮的《隆中对》："益州险塞，沃野千里，天府之土，高祖因之，以成帝业。"晋代著名史学家常璩在所著《华阳国志》中称："蜀沃野千里，号为'陆海'，旱则引水浸润，雨则杜塞水门，故记曰：水旱从人，不知饥馑，时无荒年，天下谓之天府也。"之所以四川有"天府之国"的美誉，这要感谢秦太守李冰。在四川省，秦太守李冰在成都建成了举世闻名、万代受益的都江堰水利工程，使成都旱涝保收，从此被誉为"天府之国"。

一、从"疏"与"导"看古代治水中的高超智慧

都江堰位于四川省成都市都江堰市城西，坐落在成都平原西部的岷江上，始建于秦昭王末年（前256—前251年），是蜀郡太守李冰父子在前人鳖灵开凿的基础上组织修建的大型水利工程，由分水鱼嘴、飞沙堰、宝瓶口等部分组成，两千多年来一直发挥着防洪灌溉的作用，是全世界迄今为止年代最久、唯一留存且仍在一直使用的以无坝引水为特征的宏大水利工程。2000年在联合国世界遗产委员会第24届大会上，被确定为世界文化遗产。

世界现代治水的理念，是用"截"和"堵"的方法，坝越筑越高，水越蓄越深，亦如现在的中国，有号称举世瞩目的"三峡水利"工程。三峡水电站大坝坝高185米，蓄水高175米，水库总库容量为393亿立方米。又如四川的紫坪埔水利工程，最大坝高156米，水库总库容达11

亿多立方米；溪洛渡水利工程，最大坝高278米，水库总库容126.7亿立方米。当然，现代治水的目的是不同的，现在筑坝蓄水，发电是主要的，治水则为其次，但是这种选用“截”和“堵”的方法，无论是发电还是治水，都存在很多弊端。反观中国古代的治水，是在“道法自然”的哲学观指导下，重在“疏”和“导”，是顺应自然且极其高明的治水方法。

秦太守李冰正是巧妙地运用了“疏”和“导”的方法，顺应自然，使水旱从人，造福千秋万代（图1－1）。

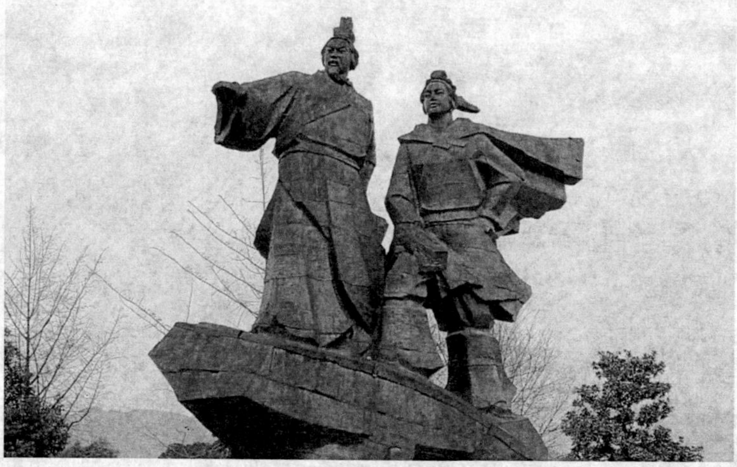

图1－1　李冰父子雕像

李冰采用中流作堰的方法，在岷江冲出山口呈弯道环流的江心用石块砌成石埂，叫鱼嘴。鱼嘴是一个分水的建筑工程，把岷江水流一分为二。东边的叫内江，供灌溉渠用水；西边的叫外江，供泄洪之用，是岷江的正流。因为此地西高东低，内江地势低，深而窄，外江地势高，浅而宽，在枯水期因水流量小，水流速度较慢，故水流顺势进入地势低的内江多，达六成，保证了灌溉；丰水期因水流快流量大，涌过弯道快速漫流入外江的水多，达六成，又保证了泄洪。这就是著名的“分四六，平潦旱”四六分成。李冰又在附近伸向岷江的玉垒山长脊上凿开一个口子，它是人工凿成控制内江进水的咽喉，因它形似瓶口而功能奇特，故名宝瓶口。用开凿的石块在岷江南岸又筑成了离碓（同堆），夹在内外江之间。离碓的东侧是内江的水口，称宝瓶口，具有节制水流的功用。夏季岷江水涨，都江鱼嘴淹没了，离碓就成为第二道分水处，由于宝瓶口口小肚大，洪水时节涌入内江的水有限，大多撞击离碓而通过飞沙堰进入外江，保证丰水期灌溉的进水量不至于过大。

飞沙堰又是一处巧妙的设计，作用是泄洪与排沙。飞沙堰的高度很有讲究，不能过高，这样当宝瓶口进水量超过一定标准时，水面抬升，余水就漫过飞沙堰流至外江，洪水越大，飞沙堰的泄洪能力就越强。另外，根据弯道环流的原理，当水流过一个弯道的时候，表层水流向凹岸，底层水流向凸岸，这样，当岷江水流过鱼嘴与飞沙堰两个弯道时，两次将其携带的泥沙向外江排去，这也是飞沙堰的由来，即“深淘滩，低作堰”，保证内江河道不容易被沙石淤塞。

这些巧夺天工的设计，令人叹为观止。内江自宝瓶口以下进入密布于川西平原之上的灌溉系统，保证了近千万亩良田的灌溉，使成都平原成为旱涝保收的天府之国。鱼嘴、宝瓶口和飞沙堰的联合运用，能按照灌溉、泄洪、排沙的需要，保证分配洪、枯水流量，这是“道法自然”的最高诠释，惊叹古人的超级智慧。

　　都江堰（图1-2）的治水文化和思想，其实正是中国"道法自然"哲学思想的具体体现，其内涵深刻，"乘势利导、因时制宜""遇湾截角，逢正抽心"和"深淘滩，低作堰"等准则，体现了中国传统的"因地制宜""乘势利导"思想，选用的是"疏"和"导"的方法，而非"堵"和"截"的方法（图1-3、图1-4）。

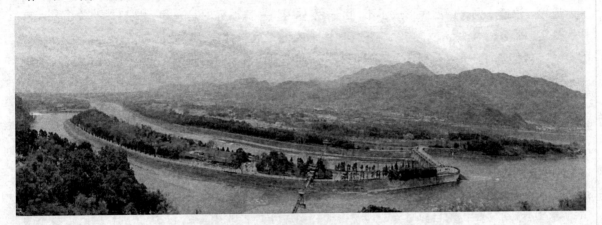

图1-2　都江堰水利工程

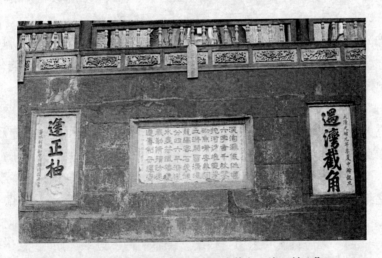

图1-3　都江堰水利工程"遇湾截角，逢正抽心"

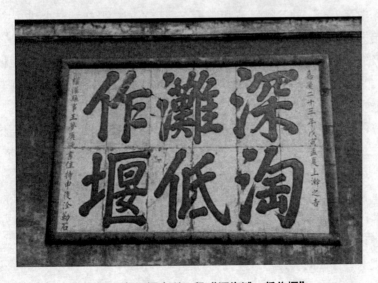

图1-4　都江堰水利工程"深淘滩，低作堰"

二、从顺势而为看因势利导在中医治病中的妙用

几千年来，中国是依靠着中医药来维系着中华民族的繁衍昌盛和保障人民健康的，近100多年来，随着西学东渐，西医学进入中国。虽然，中西医都是为人类健康防治疾病的医学，但因为认识观和方法论不同，中西医形成了不同的学术体系。中医研究的是人和天地自然的关系及人自身的关系，研究的方法是哲学与系统论。西医研究的是人患的病，研究的方法是还原论。因此，虽然中医和西医的服务对象都是人，但是中医和西医是面对不同的研究对象，且使用的是不同研究方法，所形成的是两种不同的学术体系。

西医学是西方的哲学传统同现代自然科学成果相结合的产物。西方哲学的构造性世界观及自然观，决定了西方医学的溯因分析认识论和微观实体本质论思想，认为由于整体由部分构成则可以把整体分解为部分来认识，生命的整体性能可以由它的组成部分的性能完全解释清楚；认为生命运动是由比较低级的物理、化学等活动组成的，可以把生命的高级运动还原为低级运动来认识，生命和疾病的现象完全可以用物理、化学规律来解释清楚。西医学受控于实验方法论，形成了以病因、病理、病位为目标对象的理论框架和疾病分类学知识体系，并随微观检测的进步不断向微观层次深入，治疗以特异性直接对抗和补充疗法为主。它致力于直接对抗的消除病因、纠正病理和消除病灶，以期能努力去实现其征服疾病和消灭疾病的目的。天人对立，人与自然分离，对于认识的深化来说，是积极有益的，但它也造成了一些负面的效果。容易使研讨倾向于割裂事物间的联系。例如，在观察人的健康、疾病等情况时，每每忽略外界因素的影响，而仅仅把众多生理参数看作是恒定不变的，在病因病理上亦常陷入线性因果联系的泥潭。

人与自然"合"与"离"，构成了东西方医学的不同思维模式。中医学从"人与天地相参"的观念出发，研究天人之际健康与疾病之变，即人与自然环境相互作用中的健康和疾病互相转化的过程，不只限于疾病实体。重视人与自然、社会的相互作用关系，从而保证了把人真正看作个体水平上完整的人，因而重视社会、心理和生物学因素。《素问·四气调神大论》指出："夫阴阳四时者，万物之终始也，死生之本也。逆之则灾害生，从之则苛疾不起，是谓得道。"提出了"春夏养阳，秋冬养阴"的养生方法；中医治疗疾病也强调"因时制宜""因地制宜""因人制宜"和"因势利导"的"顺应自然"思想，强调"调整阴阳，以平为期"，在中医养生、防病、治病的一系列学术思想中，无不贯穿着"道法自然"的原则。

正因为如此，中医、西医的治疗环节和侧重点完全不同。严格意义上讲，中医是治病的人，是治人；西医是治人的病，是治病。怎样理解这句话的意思呢？即中医重视的是自然、社会对人的影响因素，以及人的整体情况对病变局部的影响，而西医重视的是患者的病因病理局部，尤其重视病因的致病因素。因此，形成了中西医截然不同的治疗方法，西医重病因——对抗性治疗，重在杀细菌、抗病毒，甚至手术切除。中医重整体——调理性治疗，采用因势利导、扶正祛邪等治则，以人体恢复阴阳平衡的健康状态为目的。中医"其高者，因而越之；其下者，引而竭之；中满者，泻之于内；其有邪者，渍形以为汗；其在皮者，汗而发之"的因势利导、因人制宜法则与中国古代治水选用"疏"和"导"的方法有异曲同工之妙。

都江堰水利工程是"因地制宜""因势利导"的典范（图1-5），中医的辨证论治也像修建水利工程一样，要因人、因地、因时制宜，由于疾病的发生、发展与转归受多方面因素的影响，如时令气候、地理环境等，尤其是患者个体的体质禀赋等因素，对疾病的影响很大。因此，在治疗疾病时，必须把这些方面的因素考虑进去，对具体情况具体分析，区别对待，以制定出每个人每次患病后的适宜治疗方案。中医辨证论治诊治疾病的方法既注意了天人相应的整体观念，又注

意到了个体不同的差异，很好地体现了"三因制宜"的思想。

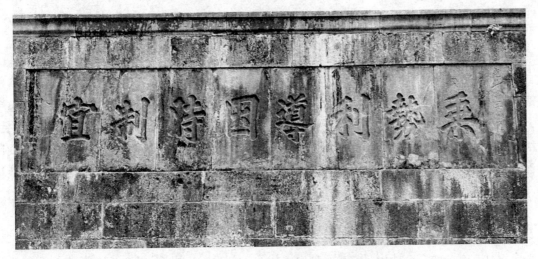

图1-5　都江堰水利工程"乘势利导，因时制宜"

因势利导是中医药的重要法则，疾病初起，病在表，中医用发汗的方法，透邪出表，如辛凉解表的银翘散（金银花、连翘、荆芥、薄荷、牛蒡子、淡竹叶、淡豆豉、桔梗、芦根、甘草）、桑菊饮（桑叶、菊花、桔梗、连翘、杏仁、甘草、薄荷、芦根），辛温解表的麻黄汤（麻黄、桂枝、杏仁、甘草）、桂枝汤（桂枝、芍药、生姜、大枣、甘草）等即是用发汗方法治疗表证。发汗解表法是中医八法中的第一法则，运用十分广泛，能治疗很多种疾病，当然应用最多的是外感疾病，如伤风、感冒、发烧等病证；内伤杂病应用汗法治疗也很普遍，如治疗杂病的《金匮要略》中，运用发汗解表法治疗的病证有痉病、湿病、疟病、历节病、血痹病、虚劳病、咳嗽上气病、腹满、痰饮病、水气病、黄疸病、下利、妇人产后病、妇人杂病等，其中运用汗法最多的是湿病及水气病，其他则为杂病兼外感证。病在上，中医用催吐的方法，达邪外出，如隔食，饮食停积不化，中医用催吐的瓜蒂散（瓜蒂、赤小豆、香豉），涌吐有形实邪，顺势而为。病在下，用通利二便的方法，"知何部不利，利之则愈"（《伤寒论》），或通利小便以泻水湿、泻火通淋，如五苓散（桂枝、白术、茯苓、猪苓、泽泻）、导赤散（生地黄、木通、甘草、竹叶）等，或通泻大便以通腑泄热，用大承气汤（大黄、芒硝、枳实、厚朴）、大柴胡汤（柴胡、黄芩、半夏、芍药、枳实、大枣、生姜、大黄）、大陷胸汤（大黄、芒硝、甘遂）等，近年来用通腑泄热的方法治疗急腹症（如急性胰腺炎、肠梗阻等）取得了显著疗效。中医用"开鬼门（发汗）、洁净府（通利二便）"的方法，就是应用因势利导的方法，给邪以出路，顺应自然规律，顺势而为，这是"道法自然"在中医中的具体应用，与中国古代治水一脉相承、异曲同工。

当然，人们会问一个问题，为什么这么好的理念和工程，不去推广复制呢？从都江堰的治水可以看出，都江堰水利工程是充分利用了当地的地势、地貌和江水的流量、流速等自然因素，是因地制宜的典范，也是因势利导、顺势而为的杰作，具有个性化和特异性，这需要有复杂的思维和高超的智慧，比较难以复制。亦如中医治病一样的道理，中医是根据个体的不同情况，又同时根据个体所处地理位置、季节变化等因素，天、地、人合参，同样具有个性化和个体的针对性特点，中医治疗10个感冒患者，可能就有10个不同处方，因为它是针对性和个性化的，不同的个体，施于不同的治疗方案，一把钥匙开一把锁，道理就在于此。也因此，中医是复杂的，采用的是整体、综合、非线性、模糊的、特殊的思维方法，也比较难于掌握。中医不同于西医，西医诊断一旦明确了，治疗方法是统一的，个性化不强，比较单一、刻板，较易于掌握。因此，有人说：学习西医，需要的是勤奋，而学习中医，不仅需要勤奋，更需要悟性。

第二节　自然生态

自地球上出现人类起，动、植物就伴随着人类生长，给人类带来了赖以生存的食物，大自然还馈赠了人类治疗疾病的天然药物。中国先民们，生活遵循大道——顺应自然，经过漫长的口尝身受，逐渐积累了辨别食物和药物的经验。通过哲学思辨和实践，历代医药学家不断总结完善，基于植物、动物和矿物质的中药学应运而生。中国医药学已有数千年的历史，是中国人民长期同疾病作斗争的极为丰富的经验总结，对于中华民族的繁荣昌盛有着巨大的贡献。大自然是慷慨的，它为我们提供了多种多样的天然中药，帮助我们维持身体健康。

一、从绿色生态看中药的可持续优势

大自然具有充分的自衡能力，它是一种生态的稳定自调，这是一种客观存在的自然规律。我们坚信，自然界是遵循着生化制克的不二法则——有生必有克，来维护着自然生态的平衡，任何一种疾病都找得到相对应的天然药物，只不过有些药物或功效我们还没有发现。尽管未知的东西还有很多，但现今已经积累了许多关于中药使用的宝贵经验，历朝历代编纂的本草都记载着自然天成的祛病延年的宝贵中药知识，它将造福于千秋万代。

本草的含义古人谓"诸药草类最多，诸药以草为本"。由于中药的来源以植物性药材居多，使用也最普遍，所以古来相沿把药学称为"本草"。

本草典籍和文献十分丰富，记录着我国人民发明和发展医药学的智慧创造和卓越贡献，并较完整地保存和流传下来，成为中华民族优秀文化宝库中的一个重要内容。据考证，秦汉之际，本草较多已流行，但可惜这些本草都已散佚，无可查考。现知最早的本草著作是《神农本草经》，是中医药学经典著作之一。此书据传起源于神农氏，代代口耳相传，成书非一时，作者亦非一人，根据其中记载的地名，可能是东汉时期结集整理成书。神农又称炎帝，相传神农尝百草，发现药物，治病救人，因此后世将现存第一部本草著作托名神农氏所作。

《神农本草经》全书共三卷，收载药物包括植物、动物、矿物三类，共 365 种，其中植物药252 种，动物药 67 种，矿物药 46 种。全书根据药物的功效和使用目的不同，分为上、中、下三品。上品 120 种，一般为毒性小或无毒，多属于补养类药物。中品 120 种，有有毒者，亦有无毒者，多系补益兼攻邪作用的药物。下品 125 种，一般是具有毒性或专于攻逐病邪的药物。每药项下载有性味、功能与主治，另有序例简要记述用药的基本理论，如有毒无毒、四气五味、配伍法度、服药方法及丸、散、膏、酒等剂型。该书可以说是汉以前中国药物知识的总结，并为以后的中药学发展奠定了坚实的基础。

世界只有一个地球，地球是我们的共同家园。随着经济的发展，过度工业化、产业化，使地球千疮百孔，水、土壤、空气——人们赖以生存的资源严重污染，这样的发展，不但会毁了地球，更会毁了我们人类自己。因而"生态发展""绿色理念"被提上了议事日程。要把实现经济、社会和环境的可持续发展作为绿色发展的目标，要把经济活动过程和结果的"生态化""绿色化"作为发展的主要内容和途径。"亡羊补牢"未为晚也。但是反观中华祖先创造的中医药学，两千多年来正是秉承着绿色、生态、可持续的理念发展的，运用大自然的馈赠，使用天然药物防治疾病，保证了中华民族的繁荣昌盛，这是华夏历史的史实，是任何人也抹杀不了的。中医药生态发展、绿色理念，适合时代的要求，是先进的医学发展模式，应当得到很好的继承和发展。

坚持人与自然和谐共生，坚持节约优先、保护优先、自然恢复为主的方针，像保护眼睛一样保护生态环境，像对待生命一样对待生态环境，让自然生态美景永驻人间，还自然以宁静、和谐、美丽。2018年5月18~19日，全国生态环境保护大会在北京召开，会议确定了人与自然和谐共生的科学自然观、绿水青山就是金山银山的绿色发展观、良好的生态环境是最普惠的民生福祉的基本民生观、山水林田湖草是生命共同体的整体系统观、用最严格制度最严密法治保护生态环境的严密法治观、共谋全球生态文明建设的共赢全球观。

根植在华夏文化沃土之中，土生土长的中医药学，是最好的生态医学，在共谋全球生态文明建设的今天，一定会更好地发挥作用，使几千年的文明得到传承并不断地发扬光大。

二、从药食同源看中医食养食疗的生态医术

中药是天然药物，天然药物所体现的生态医学，不仅是绿色的、生态的、可持续的，而且中药很多品种既是药物又是食品，具有完全的生态特性。

（一）药食同源

药食同源，顾名思义就是中药与食物的渊源、根源是相通的，也可以说许多食物即药物，两者间没有绝对的界线。中药属于天然药物，是个宽泛的概念。广义上讲，所有的动植物、矿物质都属于中药的范畴，都可以用中医药理论对其进行性味归经、升降浮沉的药效归类。换句话说，大中药概念包括了药物与食物，中药主要以植物、动物和矿物质入药，人类食物主要是以动植物为主，药物与食物的来源是相同的。有些动植物，只能用来治病，中医就将其称为药物，有些动植物只能作饮食之用，人们就把它们称为饮食物，但其中有一部分动植物，既有治病的作用，也能当作饮食之用，中医同样用四气五味、升降浮沉归纳它们，称为药食两用，这也是中国的智慧。这类药食两用之品，在人们的日常生活中比比皆是，如桂圆、橘子、柚子、梨子、山楂、乌梅、莲子、芡实、山药、核桃、柏子仁、南瓜子、杏仁、粳米、薏苡仁、赤小豆、绿豆、银耳、黑木耳、百合、淮小麦、饴糖、蜂蜜、花椒、藕、葱、姜、蒜、草果、小茴香、桂皮、砂仁等，它们既是中药，具有药物功效能够疗疾祛病，又是人们经常食用的美味食品，或是经常用到的食物调味品。

药食同源，药补不如食补，如果用食疗之品，在畅享美味之中就能祛病延年，岂不两全其美？从古至今，人们就关注这一话题，一些有为的医药学家们开展了大量的研究，在中国古代就已经产生了一批有影响的食疗专著。

早在唐代，公元853年，著名的中医药学家，四川成都人咎殷，就撰著有《食医心鉴》的食疗专著，共三卷。全书列中风疾状、诸气、心腹冷痛、脚气、五种噎病、消渴等16类病证的食治方，对每类疾病，都论述病因、病机、症状及辨证施治。每首食治方都叙述主治病证、组成及服用方法。全书共载方211首，主要方式是以食物、药品煮粥、汤羹、馄饨、做饼、泡茶、浸酒等。其中以粥为最多，共载有药粥方57首，如高良姜粥、黄芪粥、紫苏子粥等方至今仍沿用。该书还载有汤羹方20余种，如冬瓜羹、乌雌鸡羹、水牛肉羹等。载药酒方10余种，如牛膝浸酒、虎胫骨浸酒、仙灵脾酒等。此书因内容丰富，形式多样，取材容易，能却病养生，当时深受人们欢迎，并传入朝鲜等地。原书宋以后失传，今本为日本学者从《医方类聚》中辑出，共一卷，内容仅为原书之大半。该书为我国较早的一本食疗专著，对我国食疗学的研究和发展具有一定指导意义和实用价值。咎殷又是我国历史上著名的妇产学科专家，著有《经效产宝》三卷，是

我国现存最早的妇科专著。

南唐陈士良编撰有《食性本草》，全书共十卷，该书广泛总结旧说，并"附以己说"。书中记载有各类食用药物和制品，并配以食疗诸方及四时调养脏腑之术。此书广泛流传于明代以前，后来散佚。现在仅有部分内容散见于其他相关著作中，如唐慎微的《证类本草》和李时珍的《本草纲目》等。该书与唐代孟诜的《食疗本草》、明代的《食物本草》合称为"食物中药"的三大名著，许多医家给予了高度评价。

唐代孟诜所撰著的《食疗本草》，是在孙思邈《备急千金要方》中"食治篇"的基础上增订而成的，是唐代食物药治病专书。原书早佚，仅有残卷及佚文散见于《医心方》《证类本草》等书中。

明代书名为《食物本草》的著作有多种，如有薛己著的《食物本草》两卷，有卢和著的《食物本草》四卷，有汪颖著的《食物本草》七卷。明代有佚名由宫廷彩绘的《食物本草》二十二卷，文字与卢和著本的内容基本相同。以记载食药两用植物、动物等为特色的本草专著，该书被李时珍的《本草纲目》大量引用。明代书法者和宫廷画师又专为《食物本草》手写了书法文字，绘制了精美的彩色丹青插图，书中采用一文一图对照的书法绘画形式，栩栩如生地展示了本草的食药两用价值和艺术价值，在本草古籍图书中可谓独树一帜。

（二）四时进补

人与自然息息相应，四时不同，机体的新陈代谢水平也不同，因而，药物养生宜根据四季阴阳盛衰消长的不同，而采用不同的方法。

春季，万物萌动，生机勃勃，阳气渐升，气温渐暖。进补之时，要顺应自然界变化，适当服以辛温升散之品，以助人体阳气升发。当春之时，食物可以吃一些如姜、葱、蒜等辛散升发之品，以助阳气，有利于肝气的疏泄。另外，饮食宜甘而温，富含营养，以健脾扶阳祛湿为食养原则，忌过于酸涩，宜清淡可口，尤忌油腻生冷。如可以食用一些燕麦、荞麦、稻米、扁豆、薏苡仁、花生、黄豆、豆芽等；汤品可加一些食用药材，如党参、黄芪、山药、菊花、生姜等。

夏季，万物生长茂盛，阳气盛而阴气弱。夏季炎热，阳气处于旺盛阶段，天气闷热，人容易上火生热，此时，宜少食辛辣燥热之品，以免引起心肝火旺而引发疾病，宜食一些生津止渴、清热解毒、益气养阴的食物。如绿豆、豆芽、青菜、莴笋、西瓜、苦瓜、黄瓜、鱼腥草等；也可用冬瓜、绿豆、银耳等品煲汤服用。

秋季，是果实成熟的季节，天气转凉，气候多燥。秋季阳气渐收，阴气渐长，故要注意保养人体的阴气，而养阴的关键是防燥，因此在饮食上要注意少用辛燥食品，如辣椒、葱蒜等；宜食用粳米、糯米、乳品、蜂蜜、梨、枇杷、芝麻等；也可用百合、藕、莲子、山药、银耳等品煲汤服用。

冬季，是万物潜藏的季节，气候寒冷，要注意温补阳气，宜食用牛羊肉等。冬节也是一年当中最佳的进补时节。每年冬至，在全国不少地方要吃牛羊肉，特别是羊肉汤锅，温阳散寒、调补气血，一年之季冬至阳气生，进补一些助力人体阳气升发的食物，有利于来年的身体健康。早在东汉时期，张仲景撰著的《金匮要略》中就有当归生姜羊肉汤的记载，此汤具有益气补血、温中散寒的作用，适合阳虚、气虚、血虚体质者食用。可用当归、生姜、羊肉、黄酒、调料适量。炖煮，吃肉喝汤。羊肉，肉嫩味美，是滋补之佳品，含有丰富的蛋白质、脂肪、钙、磷、铁等成分；其味甘，性温，能养肝补虚，善治虚劳羸瘦、产后虚冷、腹痛、寒疝等。当归补血调经、活血行滞，以增强羊肉补虚温阳之力；生姜辛温通散，以助羊肉温通阳气、散寒暖胃，又可去除羊肉之膻味，是一款真正的美味食疗方。其实很多地方的羊肉汤锅均与此方有关，只是为了适应不同的地方口味加以改进和调味罢了。

（三）膏方调补

人们进入秋冬之季开始运用中药膏方调补，在江浙一带尤为盛行，有不少地方还专门设有"膏方节"。膏方在中国的制作有着悠久的历史，我国现存最早的医书——长沙马王堆汉墓出土的帛书《五十二病方》中就有膏方的记载。我国第一部中药学专著《神农本草经》，在论述不同的药物剂型，用于临床应用中讲到"药性有宜丸者，宜散者，宜水煮者，宜酒渍者，宜煎膏者，亦有一物兼宜者，亦有不可入汤酒者，并随药性，不得违越"，其中就有"煎膏"的论述。膏剂与丹、丸、散、酒、露、汤、锭等其他剂型一样，属于中医传统八大剂型之一，分为外敷膏剂及内服膏剂。外用的膏剂就是通常我们说的"膏药"，多用于跌打损伤，我们论述的"膏方"是内服膏方。

《素问·阴阳应象大论》有言："形不足者，温之以气；精不足者，补之以味。"一切衰弱怯损之病、慢性病、虚弱体质的调理等，均可运用膏方。膏方并非单纯的补剂，也包括纠偏祛邪却病之剂。膏方之选药，须根据患者身体情况，先开具"开路药"服用，意在试探药方与患者是否对路，辨证是否得当，选方用药是否准确？服用几剂后辨证选药准确得当，再开膏方制膏，因为膏方与一般治病处方有别，一是膏方服用时间较长，少则半月，多则两三个月，必须"病皆与方相应"才能制药，因此，慎重起见，要先服"开路药"以探之，也有以"开路药"先调理脾胃的，因为膏方较滋腻；二是膏方服时久，其制势须扩大，一般要二三十味药，考虑比较周全；三是药味多、滋补药多，另外还要有胶类（阿胶、鹿胶、龟胶等），其价格也较贵。膏方的制定，必须遵循辨证论治法度，具备理、法、方、药之程序，不仅养生，更能治病。

膏方的作用：①扶正补虚：凡气血不足、正气虚弱，五脏亏损、体衰或大病之后，冬令进补膏方，能有效促进机体康复，增强体质，扶助正气，改善生活质量。②抗衰延年：中老年人气血不足，肝肾虚衰，脏腑功能低下者，可以进补膏方，防止早衰、抗衰延年。③防病治病：针对患者不同病证，辨证论治，开具具有针对性的治疗膏以防病治病。④纠正亚健康状态：膏方对调节阴阳平衡，纠正亚健康状态，作用显著，适应范围广泛。

膏方具有甘甜可口、便于保管、方便服用的特点，膏方制作，既遵循辨证论治原则，量身定做，个性化用药，又方便了患者（图1-6）。另外，膏方用于慢性病患者，作用良好，处方相对固定，方便保管和服用。

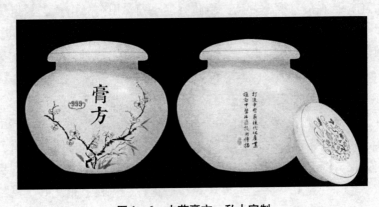

图1-6 中药膏方，私人定制

膏方能得到人们的接受和认可，一方面是因为膏方确有防治疾病的良好功效，特别是冬季进补为首选；另一方面，膏方制作讲究，用药精良，盛膏器物精美，体现并承载着悠久的中医文化、中国文化。

（四）药茶调理

中国人喜欢喝茶。中国是茶的故乡，中国人饮茶，据说始于神农时代，少说也有 4700 多年的历史了，直到现在，中国人还有以茶代礼的风俗。茶为一种植物，可食用，解百毒，长服有益健康，还可作药用。《新修本草》载："茶味甘苦，微寒无毒，去痰热，消宿食，利小便。"饮茶具有保健防病、延年益寿的作用。中国的茶叶种类很多，其特点和作用也不尽相同，大致可分为不发酵茶，如绿茶；半发酵茶，如乌龙茶；发酵茶，如红茶等。

在中国历史上，由于有药食同源的理论和基础，因此，中国还有一款特别的茶，称为药茶。药茶，是在茶叶中添加药物，或不用茶叶，直接用药物浸泡，或稍加煎煮而制成的，是一种具有一定疗效的特殊的液体饮料。药茶有不同的类型，大体可分为两种，一种不用茶叶，选取易于用开水浸泡溶解的药物，多选用药食两用之品，泡水喝，用于养生、预防保健、治疗疾病；另一种加茶叶，适当配伍一些药物，用开水冲泡，代茶饮，具有一定的药物功效。在中国，药茶有着悠久的历史，药茶由汉代始至今至少已有 2000 年的历史，经过历代医药学家和养生家的应用、发挥和完善，药茶已经成为我国人民防病治病与养生保健的一大特色。药茶的保健养生作用日益受到人们的重视，药茶的种类和作用不断丰富和扩充。

近年来，市面上有用小青柑作为药茶的饮品，将小青柑掏出果肉，只留空壳晒干，内中纳入茶叶和药物，不同的配方有不同的功效，既可品茗，又可养生，制作精美，用料讲究，也是一种不错的选择。

附：国家公布的药食同源目录

2002 年国家卫生部门为了进一步规范保健食品原料管理，根据《中华人民共和国食品卫生法》，下发了《关于进一步规范保健食品原料管理的通知》（卫法监发〔2002〕51 号）（以下简称《通知》），《通知》印发了《既是食品又是药品的物品名单》《可用于保健食品的物品名单》和《保健食品禁用物品名单》，并在 2012 年、2014 年、2018 年进行了补充，为药食两用之品提供了权威的认定和使用的依据。为了方便合理、准确使用，将国家公布的药食同源目录附后。

1. 国家卫生部门公布的既是食品又是药品的中药名单

2012 年公布：丁香、八角茴香、刀豆、小茴香、小蓟、山药、山楂、马齿苋、乌梢蛇、乌梅、木瓜、火麻仁、代代花、玉竹、甘草、白芷、白果、白扁豆、白扁豆花、龙眼肉（桂圆）、决明子、百合、肉豆蔻、肉桂、余甘子、佛手、杏仁（甜、苦）、沙棘、牡蛎、芡实、花椒、赤小豆、阿胶、鸡内金、麦芽、昆布、枣（大枣、黑枣、酸枣）、罗汉果、郁李仁、金银花、青果、鱼腥草、姜（生姜、干姜）、枳椇子、枸杞子、栀子、砂仁、胖大海、茯苓、香橼、香薷、桃仁、桑叶、桑椹、桔红、桔梗、益智仁、荷叶、莱菔子、莲子、高良姜、淡竹叶、淡豆豉、菊花、菊苣、黄芥子、黄精、紫苏、紫苏籽、葛根、黑芝麻、黑胡椒、槐米、槐花、蒲公英、蜂蜜、榧子、酸枣仁、鲜白茅根、鲜芦根、蝮蛇、橘皮、薄荷、薏苡仁、薤白、覆盆子、藿香。

2014 年新增：人参、山银花、芫荽、玫瑰花、松花粉、粉葛、布渣叶、夏枯草、当归、山奈、西红花、草果、姜黄、荜茇，在限定使用范围和剂量内作为药食两用。

2018 年新增：党参、肉苁蓉、铁皮石斛、西洋参、黄芪、灵芝、天麻、山茱萸、杜仲叶，在限定使用范围和剂量内作为药食两用。

2. 国家卫生部门公布的可用于保健食品的中药名单

人参、人参叶、人参果、三七、土茯苓、大蓟、女贞子、山茱萸、川牛膝、川贝母、川芎、马鹿胎、马鹿茸、马鹿骨、丹参、五加皮、五味子、升麻、天门冬、天麻、太子参、巴戟天、木香、木贼、牛蒡子、牛蒡根、车前子、车前草、北沙参、平贝母、玄参、生地黄、生何首乌、白及、白术、白芍、白豆蔻、石决明、石斛、地骨皮、当归、竹茹、红花、红景天、西洋参、吴茱萸、怀牛膝、杜仲、杜仲叶、沙苑子、牡丹皮、芦荟、苍术、补骨脂、诃子、赤芍、远志、麦门冬、龟甲、佩兰、侧柏叶、制大黄、制何首乌、刺五加、刺玫果、泽兰、泽泻、玫瑰花、玫瑰茄、知母、罗布麻、苦丁茶、金荞麦、金樱子、青皮、厚朴、厚朴花、姜黄、枳壳、枳实、柏子仁、珍珠、绞股蓝、胡芦巴、茜草、荜茇、韭菜子、首乌藤、香附、骨碎补、党参、桑白皮、桑枝、浙贝母、益母草、积雪草、淫羊藿、菟丝子、野菊花、银杏叶、黄芪、湖北贝母、番泻叶、蛤蚧、越橘、槐实、蒲黄、蒺藜、蜂胶、酸角、墨旱莲、熟大黄、熟地黄、鳖甲。

3. 国家卫生部门公布的保健食品禁用中药名单（注：毒性或者副作用大的中药）

八角莲、八里麻、千金子、土青木香、山莨菪、川乌、广防己、马桑叶、马钱子、六角莲、天仙子、巴豆、水银、长春花、甘遂、生天南星、生半夏、生白附子、生狼毒、白降丹、石蒜、关木通、农吉痢、夹竹桃、朱砂、米壳（罂粟壳）、红升丹、红豆杉、红茴香、红粉、羊角拗、羊踯躅、丽江山慈姑、京大戟、昆明山海棠、河豚、闹羊花、青娘虫、鱼藤、洋地黄、洋金花、牵牛子、砒石（白砒、红砒、砒霜）、草乌、香加皮（杠柳皮）、骆驼蓬、鬼臼、莽草、铁棒槌、铃兰、雪上一枝蒿、黄花夹竹桃、斑蝥、硫黄、雄黄、雷公藤、颠茄、藜芦、蟾酥。

另外，根据国家卫生管理部门历年发文公告总结的明确不是普通食品的名单：西洋参、鱼肝油、灵芝（赤芝）、紫芝、冬虫夏草、莲子芯、薰衣草、大豆异黄酮、灵芝孢子粉、鹿角、龟甲。

公告明确为普通食品的名单：白毛银露梅、黄明胶、海藻糖、五指毛桃、中链甘油三酯、牛蒡根、低聚果糖、沙棘叶、天贝、冬青科苦丁茶、梨果仙人掌、玉米须、抗性糊精、平卧菊三七、大麦苗、养殖梅花鹿其他副产品（除鹿茸、鹿角、鹿胎、鹿骨外）、梨果仙人掌、木犀科粗壮女贞苦丁茶、水苏糖、玫瑰花、凉粉草（仙草）、酸角、针叶樱桃果、菜花粉、玉米花粉、松花粉、向日葵花粉、紫云英花粉、荞麦花粉、芝麻花粉、高粱花粉、魔芋、钝顶螺旋藻、极大螺旋藻、刺梨、玫瑰茄、蚕蛹、耳叶牛皮消。

【思考题】

1. 在"道法自然"的认识观和方法论指导下，如何领悟古代"治水"与中医"治病"的异曲同工？

2. 如何从对待人与自然的关系中理解中西医学的不同思维模式？

3. 如何理解中医药的生态医学理念？

第二章

和合文化

老子在《道德经》说："道生一，一生二，二生三，三生万物。万物负阴而抱阳，冲气以为和。"道之所以能产生万物，是因为道蕴涵着阴阳两个相反方面，宇宙万物亦包含着阴阳正负两个方面，阴阳的互根互用而形成和。和作为阴阳本体之道，是一种自然而然的常态。和是宇宙万物的本质及天地万物生存的基础，这是老子哲学的形而上学的追求。这句话，概括了宇宙的根本规律，是唯物辩证法的矛盾法则，即对立统一法则。

在中国传统文化中，和合文化最能体现中国文化的核心和精髓。"和"指和谐、和平、祥和；"合"是结合、合作、融合。"和合"是实现"和谐"的途径，"和谐"是"和合"的理想实现，也是人类古往今来孜孜以求的自然、社会、人际、身心、文明中诸多元素之间的理想关系状态。

中国和合文化，大体表现在两个方面：一是"天人合一"，指人与自然关系的和谐；二是"中庸"，指人际关系，即人与人、人与社会关系的和谐。"天人合一"旨在承认人与自然的统一性，反对将它们割裂开来。"中庸"则强调对待事物关系要把握一个度，以避免对立和冲突。提倡"贵和""持中"的和谐意识，有利于处理社会各种矛盾，以保持社会的稳定。

和合思想是中国传统文化最核心的价值取向，中国传统文化对"和"的理解是知、情、意的统一。儒家倡导推己及人、由近至远的思维模式，主张格物、致知、诚意、正心、修身、齐家、治国、平天下之八德。主张对于人与自然的关系，要洞明"和实生物"之道；个人修身养性，要讲究"心平气和"之工；与人交往，要恪守"和而不同"之法；治理国家，要追求"政通人和"之理；与国交往，要坚持"求同存异、和平共处"之规，最后的终极关怀乃是"天人合一、宇宙和谐"的价值追求，这是中国古圣先贤们积千年之理论与实践而积淀流传下来的精华瑰宝。

第一节　中庸之道

先秦儒家的中庸思想，含有丰富的辩证思想方法论和处世哲学。中庸之道与其说是伦理观，不如说它是一种代表着和合思维的方法论和逻辑思想。《论语》云："中庸之为德也，其至矣乎！"孔子主张"和而不同""执两用中"（图2-1）。中庸之意，宋代朱熹在《四书章句集注》中解释说："中者，不偏不倚，无过不及之名。""庸，平常也。""中庸者，不偏不倚，无过不及，而平常之理，乃天命所当然，精微之极致也。唯君子为能体之，小人反是。"中庸思想的核心是在承认事物对立的两极的前提下，"执中""用中"。

庞朴先生在《儒家辩证法研究》一书中，对中庸思想作了全面的分析。他说："中庸执两用中，用中为常道，中和可常行。"这些含义的最基本形式是把对立的两端直接接合起来，以此之过，济彼不及，以此之长，补彼所短，在结合中追求最佳的"中"的效果。

中医学与中庸有不可分割的联系。明末清初医学家张志聪在《侣山堂类辩》论"中庸之道"一文中说："中者不偏，庸者不易。医者以中庸之道，存乎衷，则虚者补，实则泻，寒者温，热者凉，自有一定之理。""中"虽是讲不偏不倚，但"中"不是固定不移的，而是相对的动态平衡。以中医学阴阳来说，是在消长过程中建立起来的平衡。阴阳的平衡是动态平衡，当平衡被打破后，阴阳失和，人体即是病态。治疗时当据其偏而调之，使其"以平为期"。儒家的这一"致中和"理论，在中医病因学中有深刻体现。

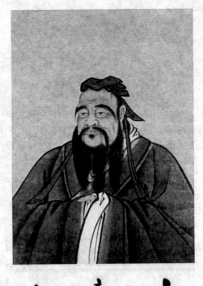

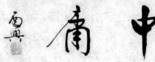

中华文化源远流长，凝聚着中华民族的精神和魂魄。孔子在《系辞传》中说："易有太极，是生两仪，两仪生四象，四象生八卦。"太极图是中华民族传统文化及智慧的一种图形诠释，历来被称为"中华第一图"。这种曲线优美、线条流畅、阴阳环抱、形似黑白双鱼的太极图，人们称为"阴阳鱼太极图"。太极图以最简朴的符号，浓缩了最高深的哲理，寓意神奇玄妙，蕴理博大精深，千百年来吸引和激励着我们去探寻它的含义。

图2-1　孔子与中庸之道

一、太极图的构图

太极图最外面是一个大的圆圈。"其外一圈者太极也"，这是明代杨体仁《心易发微》里对太极图最外边大圈的描述，在太极图中用最简单的大圆圈来代表太极。太即大，极在这里是指尽头。到了极点就有"无限"的含义在其中，可以表示无限的宇宙。在中华文化中"易"表示宇宙变化的大历程。而宇宙变化的大历程始于太极，"太极"当指至高无上的本始与原始状态。

太极图的大圆之中由黑白两种颜色构成图案，阴阳互依，犹如两条头尾相连、不断运动的鱼。大圆和两个小圆两两相切，一分为二，构成了太极图的原始图形。在此基础上，首先去掉大圆的其中一半圆周，留下大圆的另一半及内部两个小圆；第二去掉上面小圆的一半圆周，把大圆的一半与靠上面的小圆进行合并，成为一体；第三把下面的小圆外边一半圆周减去，这样一条太极鱼就产生了。同样道理，画出另一半的太极鱼。最后画出太极阴阳鱼的眼睛，再加上黑白色，就形成了今天所看到的太极图（图2-2）。

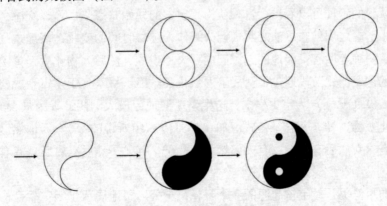

图2-2　太极图的构图

二、太极图的内涵

太极图中外圈的大圆代表着太极，在中华文化中，太极表示的是宇宙的开端与起点，"人文之元，肇自太极"，先秦哲学中探索宇宙起源及演化等自然哲学问题是当时的一种时代思潮。太极就是中国古人对宇宙初始阶段的认识，是指天地未开、混沌未分、阴阳之前的宇宙初始状态。

在宇宙的初始状态中，宇宙间充满了浑然一体的元气，弥漫整个时空，其中蕴涵着巨大的能量。这种元气就是郑玄在《周易注》中所说的"淳和未分之气也"。"淳和未分之气"也就是形容宇宙间混沌一团的状态，中国古代神话中的中央混沌大帝，就是利用拟人化的方式来描写早期宇宙的状态。太极就是在世界创生之初宇宙中元气混合为一的混沌状态。

当代天文学认为，宇宙是由无垠的空间、无穷的时间、不同形式的能量、形态多样的物质构成的。因为爱因斯坦的广义相对论认为时空都是从宇宙大爆炸的奇点开始，而在宇宙大爆炸的开始，则是充满了气和能量。所以中国古人的宇宙观在这一点上和现代天文学的研究是相吻合的。

那么，为什么用圆形的构图来表示太极呢？因为圆形是最完美的几何图形，其他的几何图形都有起点、终点的阶段性标志，而圆形则无始无终，最容易被看作一个无限的整体。圆形的太极也被看成一个整体，有时直接被称为"一"，"太极""太一"是同一个意思。易学观念中以太极之圆为天地之根本、万物之宗主。茫茫宇宙，虽然万物繁多、浩瀚无垠，但其实都同在太极之内，属于一个整体。太极图中的阴阳两仪放在同一个大圆内，也说明阴阳两仪本来就是一体，强调二者的合二为一，充分体现了天地万物为一体的整体思维，也是中国哲学"天人合一"思想的源头。

三、太极图中阴阳鱼的构图

明代杨体仁《心易发微》里对太极图大圈内阴阳两仪的描述是"中外黑白者阴阳也"。大圈中的形似阴阳鱼的阴阳两仪正是太极思想的完美演绎。形似阴阳鱼的阴阳两仪所代表的内涵是什么呢？太极，谓天地未分之前，元气混而为一，即是太初、太一也。故《老子》云道生一，即此太极是也。又谓混元即分，即有天地，故曰太极生两仪，即《老子》云一生二也。《易经》中讲的"太极生两仪"和老子的"道生一，一生二"是同样的内容，都是指宇宙的初始阶段，由混沌未分的"太极"或"一"的状态发展到阴阳二气生化运动的状态。

太极是万物生化之源，人们将太极视为一个圆，以圆包裹阴阳。太极图大圆里包裹着的阴阳鱼代表宇宙初始阶段的变化过程——由混沌未分的太极阶段发展到分开阴阳的阶段。从先秦时期古人对宇宙形成认识的考证可以看出，古人认为，宇宙的原始状态是由氤氲交感、混沌一团的元气构成的，元气中清虚之阳气与重浊之阴气混为一体，随着时间的变化，清虚之气上扬为天，重浊之气下沉为地，明确地回答了天地的起源问题。天地生成，然后万物化生，传说中的盘古开天辟地就是把宇宙的这个演化阶段通过神话故事形象化了。诸子百家关于宇宙生成的思考，多是以原始的本初状态太极（元气）为宇宙根本，衍生天地（地为最大的阴，天为最大的阳），再由天地阴阳的变化演化万物这样一种思维模式。如《序卦传》中所说的："有天地然后有万物，有万物然后有男女，有男女然后有夫妇，有夫妇然后有父子，有父子然后有君臣，有君臣然后礼仪有所措。"

道家三清观的塑像也是对宇宙起源的一个解释，十分形象地展示了宇宙生命的演化过程。中间原始天尊手中拿着的混元珠代表了宇宙充满混沌一团元气的原始本初状态，左边的灵宝天尊手里拿着的阴阳镜代表着宇宙从混沌一团的元气逐渐生出阴阳二气或者说生成天地，右边的太上老君手拿的芭蕉扇代表着天地生成之后，阴阳二气或者两种能量继续变化生出万物，万物欣欣向荣的生长。

四、太极图阴阳鱼中阴阳眼的文化内涵

太极图大圈内白色的形似阳鱼的图形中有一个黑色小圆点，我们称为"阳鱼眼"。黑色的形似阴鱼的图形中有一个黑色的小圆点，称"阴鱼眼"。这两个"阴阳鱼眼"代表的文化内涵是什么呢？

第一代表着宇宙中的阴阳互生状态。太极图中白色的阳鱼中有黑色的"阴鱼眼"，黑色的阴鱼中却有白色的"阳鱼眼"，这正表明了宇宙中的阴阳互生状态，阴中有阳，阳中有阴，世界上不存在绝对的阴或阳。就像清代程允升《幼学琼林》里面讲的"孤阴则不生，独阳则不长，故天地配道以阴阳"。

第二是代表阴阳的增消点。太极图中形似阴阳鱼的图形中的黑白"鱼眼"分别代表阴阳的增消点。白色鱼中的黑鱼眼代表阳气到了极点，物极必反，阴气从此处开始升起、增长，阳气从此处开始消亡、衰败；黑色鱼中的白鱼眼代表阴气到了极点，物极必反，阳气从此处开始升起、增长，阴气从此处开始消亡、衰败。因此黑白鱼眼是阴阳二气增长和消亡的发源点，是阴阳增消之枢机，是事物发展变化的关键。

五、太极图与阴阳之道

前面对太极图文化内涵的分析表明太极表示的是宇宙起源于阴阳变化生成天地万物的过程。先秦以来的中国哲学家始终关注天地万物的起源这一宇宙终极性问题，并不断思考求索。在探寻宇宙生成及万物运动变化的内在动力、规律的思考中，《易经》创造性地提出了"一阴一阳之谓道"这个哲学命题，在秦汉以前，中国的儒道并不分家，中国哲学的方方面面都包含在一个"道"中，广博而精微。老子在《道德经》中建构了完整的辩证法哲学体系，提出了"道"的概念，揭示了"道"的运动变化，并将运动变化的原则概括为自然与社会的宇宙普遍原则。太极图将"一阴一阳之谓道"的阴阳运动变化关系揭示得惟妙惟肖，是中国哲学所提到的"道"最好的图像诠释。

（一）一阴一阳之谓道

太极图中的阴阳鱼统一于整个圆中，浑然一体，整个圆带有一种游动的态势，从中可以看出，阴阳是不断变化的。宇宙的初始阶段，混沌元气生成清虚的阳气与重浊的阴气之后，并不是处于静止不动的状态。因为清虚的阳气与重浊的阴气本身就处于一种不均衡的状态，清虚的阳气会产生向上的动力，重浊的阴气会产生向下的动力。所以宇宙万物运动变化的根本动力有两种，即向上的阳和向下的阴。阴阳二气的运动变化产生了天地，在天地之间阴阳二气继续不断地周行运动，化育衍生了万物。阴阳后来泛指宇宙中自然界和人类社会中存在的两种对立的事物或力量或在性质、属性及功能上有着根本区别的两大对立势力。

阴阳的变化称为"道"。太极表示大到极点、无以复加，而事物到了极点就会发生变化，变化之道就是太极。我们认为，宇宙哲学中"道"的本质就是变化，老子的"道"是"独立而不改，周行而不殆"的。也就是说，"道"是不依靠任何外力而存在的，本神是独立长存且无休无止地运动变化的。"易"代表比较明显的变化，因为变化在此时还没有显现，所以不称为"易"。《易经》中提到的哲学命题"一阴一阳之谓道"的"道"就是隐藏在阴阳之中的变化。

（二）反者，道之动

太极图中的阴阳鱼头浑圆而大，鱼尾弯曲而细，表明了它们在循环的周期运动中此消彼长，会发生强弱的变化，有着生、长、盛、衰的规律性；当宇宙间阳的属性达到极限，就开始向阴的方向转化；当阴的属性达到极限，就开始向阳的方向转化，如此循环往复，以至无穷。从太极图中可以看出，阴阳的运动是有周期性的，是循环不止的，并且阴与阳相互转化，朝着相反的方向发展。

"道"体现的就是宇宙间阴阳的变化规律。"反者，道之动。""道"的运动是一个矛盾的存在，事物朝着相反的方向运动正是"道"运动的规律。老子在《道德经》中同时提出了"复"和"归其根"的变化观也是对"反者，道之动"运动规律的进一步说明。"万物并作，吾以观其复"，意思是万物无论如何生长都将返回它的起始，这是万物变化的规则。千差万别的万物贯彻着万物同一的总原则——事物向着相反的方向变化。

（三）阴阳动变平衡之道

太极图深刻地影响着中华民族的思维方式、思想文化观念，是中华文化的智慧结晶。太极揭示了世界最根本的本质，并以此创造了科学的方法论来指导人们的实践。太极所揭示的事物发生发展的本源，就是阴阳动变的平衡之道。

太极图所揭示的阴阳之道，是阴阳的对立、互根、消长、转化。这些内容不是孤立的，而是互相联系、互相影响、互为因果的。

1. 对立　是阴阳二者之间相反的一面，统一则是二者之间相成的一面。没有对立就没有统一，没有相反也就没有相成。阴阳两个方面的相互对立，主要表现于它们之间的相互制约、相互斗争。阴与阳相互制约和相互斗争的结果取得了统一，即取得了动态平衡。在人体，用阴阳表述，则生命物质为阴（精），生命功能为阳（气）。生命就是生命形体的气化运动，其运动转化过程则是阳化气，阴成形。气化运动的本质就是阴精与阳气、化气与成形的矛盾运动，即阴阳的对立统一。阴阳在对立斗争中，取得了统一，维持着动态平衡状态，即所谓"阴平阳秘"，机体才能进行正常的生命活动。有斗争就要有胜负，如果阴阳的对立斗争激化，动态平衡被打破，出现阴阳胜负、阴阳失调，就会导致疾病的发生。

2. 互根　指相互对立的事物之间的相互依存、相互依赖，任何一方都不能脱离另一方而单独存在。阴阳互根，是阴阳之间的相互依存、互为根据和条件。阴阳双方均以对方的存在为自身存在的前提和条件。阴阳互根深刻地揭示了阴阳两个方面的不可分离性。中医学用阴阳互根的观点，阐述人体脏与腑、气与血、功能与物质等在生理病理上的关系。

3. 消长　是阴阳对立双方的增减、盛衰、进退的运动变化。阴阳双方在彼此消长的动态过程中保持相对的平衡，人体才保持正常的运动规律。阴阳双方在一定范围内（常阈）的消长，体现了人体动态平衡的生理活动过程。如果这种"消长"关系超过了生理限度（常阈），便将出现阴阳某一方面的偏盛或偏衰，于是人体生理动态平衡失调，疾病就由此而生。在疾病过程中，同样也存在着阴阳消长的过程。一方的太过，必然导致另一方的不及；反之，一方不及，也必然导致另一方的太过。阴阳偏盛，是属于阴阳消长中某一方"长"得太过的病变，而阴阳偏衰，是属于阴阳某一方面"消"得太过的病变。阴阳偏盛偏衰就是阴阳异常消长病变规律的高度概括。

4. 转化　是指阴阳对立的双方，在一定条件下可以相互转化，阴可以转化为阳，阳可以转化为阴。阴阳的对立统一包含着量变和质变。事物的发展变化，表现为由量变到质变，又由质变到量变的互变过程。如果说"阴阳消长"是一个量变过程，那么"阴阳转化"便是一个质变过程。阴阳的转化，必须具备一定的条件，这种条件中医学称为"重"或"极"。"重阴必阳，重阳必阴"，"寒极生热，热极生寒"。阴阳之理，极则生变。

大道至简，太极图用最简洁的图案表达了中华民族对深邃的宇宙人生的思考与认识，是中华传统文化的独特智慧。陈抟曾说"此图不立文字，静观以悟其神妙"。太极图是中华传统文化中特有的以图像语言阐释阴阳哲理的一种图案模式，让我们用"一阴一阳之谓道"的阴阳变异观念去看待宇宙万物、天地自然，从而更好地领悟宇宙万物的奥妙。

第二节　阴阳平衡

"一阴一阳之谓道"描绘了宇宙万物运行的状态，宇宙万物运行无不是遵循阴阳相互转化、循环往复的特征。宇宙的一切运动变化其实都是阴阳的互动，这种变化和运动，使宇宙呈现出和谐的状态。也就是说，宇宙阴阳变化的目的是达到彼此平衡，最终使宇宙达到和谐状态。《易经》认为，平衡实现的过程是"刚柔相摩，八卦相荡""刚柔相推，变在其中矣"，即刚柔相互交错摩擦，八卦相互鼓动激荡，推动宇宙万物发展变化，从而达到平衡状态。阴阳的平衡过程也是循环往复过程，通过循环往复达到和谐状态。

一、宇宙万物的阴阳平衡

宇宙万物的变化都是由阴阳互动而产生的，宇宙万物通过变化而达到平衡状态。正如《周易·系辞上》所说："合户谓之坤，辟户谓之乾；一阖一辟谓之变；往来不穷谓之通。"即阴阳互动，产生变化，阴阳变化无穷无尽，就是调节万物平衡的过程。

天与地、明与暗、刚与柔、男与女等是阳和阴的具体表象，但阴阳是在不断交互作用的。阴阳在交错中不断相互转化，呈现出阴退阳进、阳长阴消的状态。《周易·系辞上》说："变通配四时，阴阳之义配日月。"即宇宙万物的变化，都与四时循环相匹配，阴阳的变化与日月的循环相对应。四季循环与日月循环是宇宙万物运行规律的显象。《周易·系辞下》提出："日往则月来，月往则日来，日月相推而明生焉。寒往则暑来，暑往则寒来，寒暑相推而岁成焉。往者屈也，来者信也，屈信相感而利生焉。"即阴阳交替产生光明，寒暑交替而形成四季的时序。

正是宇宙的循环往复，才使宇宙呈现和谐的状态。而这种循环往复的状态是时刻在变化、一刻也不休止的，正如《周易·系辞上》所谓："日新之谓盛德，生生之谓易。"

通过以上分析，不妨做这样的归纳：世间万物是阴阳二气构成的，宇宙的本原状态是一种和谐状态，这种和谐的状态是通过阴阳平衡实现的。世间的一切变化都是阴阳的变化，阴阳通过互动变化，使万物之间的交集达到最大化，即在尊重万物多样性的基础上，使其最大限度地实现统一，从而达到和谐状态。这是天道或自然规律，成为统御宇宙万物的最高法则。

作为宇宙的一个子类，人类社会也离不开这个最高法则的制约。这种制约力量是一种客观存在，是不以人类的意志为转移的。但人类具有主观能动性，因此，对错、好坏等概念在其他万物中不存在，唯独存在于人类社会。在人类社会中，一切现象的好坏、对错都应当以是否符合宇宙自然法则作为判断依据，符合就是好，不符合就是坏。道家、阴阳家的哲学都主张"法自然"，即"人法地，地法天，天法道，道法自然"，人类不能胡乱作为。

这就是中国文化的基因，已经深深融入中华文化的血脉中，中国的文化都是以达到和谐的终极状态为目的，以阴阳平衡为起点展开的。

二、和合文化的和谐思想

"和"是儒家思想的重要范畴。儒家思想毫无例外地都蕴含着"天道和谐"的世界观和"阴阳平衡"的方法论。"阴阳"到儒家思想里成了关系，儒家的代表性人物在论述其和谐思想时，都抓住社会的基本关系范畴，论述怎样使各种关系平衡，从而使社会达到和谐。孔子具体表达了和谐思想，《论语》曰："君子和而不同，小人同而不和。"孟子提出了"天时不如地利，地利不如人和"的和谐观。儒家追求和谐有这样的社会背景：一是农业文明决定了当时社会文化都蕴含着追求和谐的思维倾向，包括人与自然关系的和谐、人与人关系的和谐和人自身关系的和谐三个层面，形成了"天人合一"的社会文化背景。二是虽然先秦诸子百家不断争鸣，但有一个共同点，就是渴望社会和谐，天下大治。不仅如此，在春秋战国以后，就有许多有关和谐思想的论述，形成了一个深厚的社会舆论氛围和共同的价值趋向。这都是儒家和谐思想形成的思想渊源。三是当时的战乱社会，不能不引起儒家的思考：这个社会怎么了？怎样使这个社会步入良性轨道。儒家在《礼运》篇中对和谐社会有这样的概括："大道之行也，天下为公，选贤与能，讲信修睦。故人不独亲其亲，不独子其子，使老有所终，壮有所用，幼有所长，鳏寡孤独废疾者皆有所养，男有分，女有归。货恶其弃于地也，不必藏于己；力恶其不出于身也，不必为己。是故谋闭而不兴，盗窃乱贼而不作，故外户而不闭，是谓大同。"这可以说是儒家和谐社会的总纲，围绕这个总纲，儒家的三个代表性人物都提出了自己的具体主张，在具体论述中，都是以社会基本关系范畴为核心，通过各关系范畴的相互作用，使其各居其位、各尽其能和各得其所，最终达到社会整体的和谐有序。

和谐思想是儒家文化的精髓，包含两个意思，一为"和"，一为"合"，"和合"的思想是中国传统文化的重要思想。孔子说："礼之用，和为贵。"孟子说："天时不如地利，地利不如人和。"在宇宙生命的流变中，任何现象即存在，都是一个生命的过程；每一生命的过程，都是由无秩序均衡结构的状态到秩序均衡结构状态的完成与解散，而重新建设新均衡结构的过程。只有和谐，万物才能生存；和谐缺失，必然导致事物灭亡。因此可以说，和谐是存在之道。维持和谐，也就是维持事物的存在。和谐是自然存在的规律和顺道管理的必然结果。

追求"天人合一"、整体的和谐，是东方文化尤其是中国儒家文化的核心价值取向之一。儒家学派创始人孔子以和作为人文精神的核心。在处理人与人之间的关系时，孔子强调："君子和而不同，小人同而不和。"(《论语·子路》) 既承认差异，又和合不同的事物，通过互济互补，达到统一、和谐。道家创始人老子常言道："道生一，一生二，二生三，三生万物，万物负阴而抱阳，冲气以为和。"(《道德经·第四十二章》) 老子认为，道蕴涵着阴阳两个相反方面，万物都包含着阴阳，阴阳相互作用而构成和。和是宇宙万物的本质及天地万物生存的基础。墨家的代表人物墨子认为，和合是处理人与社会关系的根本原理，指出天下不安定的原因在于父子兄弟结怨仇，而有离散之心，所以"离散不能相和合"(《墨子间诂·卷三》)。《易传》高度赞美并极力提倡和谐思想，提出了十分重要的"太和"观念。《周易集解·卷一》云："保合太和，乃利贞。"重视合与和的价值，认为保持完满的和谐，万物就能顺利发展。

三、阴阳匀平的和合协调

《素问·调经论》云："阴阳匀平，以充其形，九候若一，命曰平人。"《黄帝内经》用阴阳学说分析人体健康和疾病的矛盾，提出了维持人体阴阳平衡的理论。中医引入阴阳学说，讲求阴与阳之间的和合、协调，这也是和合文化在中医学的具体体现。

在中医的阴阳关系中，平衡是最高法则，任何一方的失衡都会影响对方的存在状态，导致疾病的产生。所以平衡就是健康，失衡即为疾病。中医学认为，平人平气则无病，任何方面多与少都可以造成疾病，多为太过，少为不及。中医学把致病因素分为阴邪和阳邪，把人体抗病能力分为阴精和阳气，统称为正气。当阴邪入侵时，阳气则与之抗争。当阳邪入侵时，阴精与之抗争。只有当正不胜邪时人才会生病，正气对邪气的反作用，是人体维持健康、免于生病的根据。

阴阳匀平，是为平人。"平人者不病"，即指人体没有违和状态。中医学称健康人为平人，"阴平阳秘，精神乃治"。中医治疗疾病就是"损有余，补不足"，纠正阴阳的偏盛偏衰，"谨察阴阳所在而调之，以平为期"。但中医的阴阳平衡观点，不是绝对固定在一个点上，如西医的一个生理指标上，中医的阴阳平衡观点是动态的，是相对的，是中国独特认知思维方法，它反映了中庸思想的"和而不同""执两用中"原则。"中"不是静止不变的僵化标准，而始终是相对于过与不及而言的尺度的适当。平衡也要把握好一个恰好的度，所以人体本身有高水平的阴阳平衡（人体无病），也有低水平的阴阳平衡（带病生存、带瘤生存），这就是中医动态的阴阳平衡观点。

中医治疗俗称调理，即是和合、协调阴阳的意思。中医理论把平衡、协调作为治疗的原则，指出治疗疾病，要研究阴阳的相互作用，对它们进行调和，使之保持相对的动态平衡。如在肿瘤的治疗上，中医不是简单的对抗治疗，不强调对癌细胞"斩尽杀绝"，强调调整人体，使之在整体上达到阴阳平衡，提高人的生存质量和能力，带瘤生存，即"你不犯我，我不犯你"，大家和平共处。事实上，有很多疾病是难于根除的，一旦染病，则需终身服药，中医这种调和、平衡思想是高明的，也是好的选择。

第三节　以人为本

人体本身本来具有"自和"能力，即自我调节的能力。在正常状态下，人体之所以不发病，正是其"自和"机制在发生作用，基于阴阳的协调作用而使机体达到和恢复最佳有序的和谐状态，这就是健康。但这种"和谐"的能力并不是无限的。外感六淫、内伤七情、饮食劳逸等致病因素，对人体的影响一旦超过了一定限度，机体自身的"调和"已不能维持或恢复机体的生理之常，阴阳失去协调，阴阳即失去其"和谐"，疾病便会产生。《素问·阴阳应象大论》指出："阴胜则阳病，阳胜则阴病，阳胜则热，阴胜则寒。"《素问·调经论》说："阳虚则外寒，阴虚则内热，阳盛则外热，阴盛则内寒。"即发生了阴或阳太过、不及的病理变化，也就是机体阴阳和谐的内稳态破坏，就可导致疾病的发生。可见，尽管疾病的病理变化复杂多端，但均可用"阴阳失和"即阴阳的偏胜偏衰来概括。当阴阳失和发展至严重程度时，还会出现"阴阳离决，精气乃绝"的现象。

因为人体具有"阴阳自和"的能力，所以中医一般不是直接对病因进行特异性治疗，而是把治疗作为外加手段，去调节、干预，遏制疾病的发展过程。治疗的目的是综合正气和邪气所处的部位、各自的强弱、发展的趋势而制定相应的措施，借助"阴阳自和"之势，协助机体的自我组织、自我保持和谐能力最终达到治愈疾病。也就是说，重视机体重建"自和"状态，让机体的自和功能充分参与到治疗活动中来，积极调动、激发机体的自和功能。

中国和合文化突出以人为本的精神，推崇人与自然的和谐，关注社会及人际关系的协调，这是中国传统文化的特点之一。中国和合文化中的"中庸""中和"等观念，反映在科学思想上，就是把自然界看作一个有机整体，注重从整体上把握事物之间的关系，认为事物内部和事物之间存在着协调、协和的关系，即和谐关系。

阴阳中和是中国人的基本思维方式。阴阳中和观是中国传统文化和中医学的核心理念之一，贯穿于中医学理、法、方、药的各个层面，对中医病因理论的影响尤为明显。通过比较分析中医病因理论中有关气候、情志、饮食、起居等内容可以发现，中医病因理论讨论的内容多涉及同一对象，而阴阳中和观就是中医注重内因是变化依据的病因观。

中和观源于西周以前的"尚中"思想，提于《论语》，成于《中庸》，伴随着中国传统文化的发展而变化。《礼记·中庸》曰："喜怒哀乐之未发谓之中，发而皆中节谓之和；中也者，天下之大本也，和也者，天下之达道也。致中和，天地位焉，万物育焉。"以人的情志为例，中和观的核心思想是和谐、适度与平衡。作为影响中医学理论体系形成和发展的哲学思想之一，中和观在经典医籍和历代各家学说中时时闪耀着光芒，如《素问·生气通天论》云："阴阳之要，阳密乃固……因而和之，是为圣度。"《素问·至真要大论》云："谨察阴阳所在而调之，以平为期。"孙思邈也指出："人者，禀受天地中和之气也。"

同一事物具有致病与非致病的双重性特点，而"中和"就是衡量该事物是否是病因的标准。"中和"即阴阳的协调平衡，得之则不病，失之则为病。

一、六气与六淫外邪

顺应自然界春、夏、秋、冬四时之气的变化规律是中医养生学的重要原则。"人与天地相应也"（《灵枢·邪客》），"人与天地相参也，与日月相应也"（《灵枢·岁露》），"人以天地之气生，四时之法成"（《素问·宝命全形论》），"夫自古通天者，生之本，本于阴阳。天地之间，六合之内，其气九州、九窍、五脏、十二节，皆通乎天气"（《素问·生气通天论》）。中医学认为，正常的春温、夏热、秋凉、冬寒的四时阴阳变化是万物发生发展的根本，养生就必须顺应自然界的阴阳消长、四时的生长收藏变化规律。"故阴阳四时者，万物之终始也，死生之本也。逆之则灾害生，从之则苛疾不起，是谓得道"（《素问·四气调神大论》）。

"故智者之养生也，必顺四时而适寒暑，和喜怒而安居处，节阴阳而调刚柔，如是则僻邪不至，长生久视"（《灵枢·本神》）。"有真人者，提挈天地，把握阴阳……有至人者，淳德全道，和于阴阳，调于四时……有圣人者，处天地之和，从八风之理……有贤人者，法则天地，象似日月，辨列星辰，逆从阴阳，分别四时"（《素问·上古天真论》）。这些经文都精辟地阐述了养生的奥妙在于认识和掌握自然界的规律，顺应自然界的四时气候变化，善于掌握人体与自然环境的统一性，并积极主动地利用自然界四时气候变化规律以避害就利，达到益寿延年的目的。《素问·四气调神大论》更是在这一基础上提出了"春夏养阳，秋冬养阴"的养生重要原则，总结出"春养生""夏养长""秋养收""冬养藏"的四时养生规律，并从起居作息、饮食调摄、情志活动等方面进行了具体的论述。

另一方面，中医病因学认识到，四时之气风、寒、暑、湿、燥、火（热）有六气与六淫之别，顺应四时之气能促进人体精气的生、长、收、藏，反之，气候反常，诸如冬寒过甚、夏热过甚，或冬应寒反热、夏应热反寒等，或由于人体正气虚弱，不能适应正常的气候变化，则易发生六淫致病。《素问·四气调神大论》云："逆春气则少阳不生，肝气内变；逆夏气则太阳不长，心气内洞；逆秋气则太阴不收，肺气焦满；逆冬气则少阴不藏，肾气独沉。"《素问·至真要大论》也称："夫百病之生也，皆生于风寒暑湿燥火，以之化之变也。"认为风寒暑湿燥火是自然界的六气，因其正常变化，万物得以化生不息，但其异常变化则成为致病之因，也就是"六淫"。"淫"就包含"过多""过甚"之意。《素问·阴阳应象大论》直言："喜怒不节，寒暑过度，生乃不固。"《素问·气交变大论》记载，五运太过与不及皆可成为致病因素，强调"善言应者，同天地之化"。由此可见，尽管中医养生学和病因学中都涉及有关四时气候变化的内容，但是中和观和谐、适度与平衡的特点是区别二者的标尺所在。六气的非致病性，与演变为六淫的致病性，就在于其正常适用与"失于中和"。

中医认识外邪致病时，强调的是根据邪气进入人体与内因形成反应后的症状表现来判断病因，即中医所说的"审症求因"，或者说是"以果测因"。中医学认为，病证不只是病因单方面作用的结果，而是机体的抗病能力参与其中，是病因与机体功能综合作用的结果，机体功能状态在病因的判断中占主导地位。所以中医不是感受了寒邪就为寒证，感受了热邪就为热证，而是根据人体功能的强弱反应能力与病因斗争的结果，即表现出的综合外在"症状"来判断病因属性，是以人为本、以人为主的病因观（图2-3）。

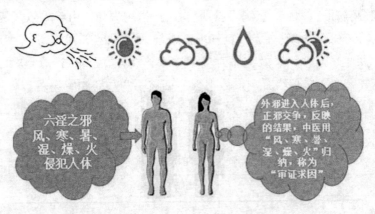

图2-3　以人为本的病因观

二、七情与七情内伤

疾病初愈因情志失调而引起疾病复发者，称为情志致复。情志刺激，能直接损伤脏腑功能活动，导致气机紊乱，气血运行失常，使原阴阳自和过程逆转而致疾病复发。临床中常见的失眠、癥症、惊痫、瘿瘤、梅核气、癫狂等疾病，易受情志刺激而复发。

中医学认为，喜、怒、忧、思、悲、恐、惊七情是人体正常的精神情志活动，并分属五脏所主，如《素问·阴阳应象大论》谓："人有五脏化五气，以生喜怒悲忧恐。"在养生方面，自古至今都非常重视精神调摄对促进脏腑功能和精气生成与运行的重要性。如"志意者，所以御精神，收魂魄，适寒温，和喜怒者也……志意和则精神专直，魂魄不散，悔怒不起，五脏不受邪矣"（《灵枢·本脏》）。"阴阳和平之人，居处安静，无为惧惧，无为欣欣，婉然从物，或与不争，与时变化，尊则谦谦，谭而不治，是谓至治"（《灵枢·通天》）。精神状态能影响内环境的协调平衡而影响发病。精神状态好，情志舒畅，气机通畅，气血调和，脏腑功能旺盛，则正气强盛，邪气难以入侵，或虽受邪也易祛除，如《素问·上古天真论》强调："恬惔虚无，真气从之，精神内守，病安从来。"认为只有做到"志闲而少欲，心安而不惧……嗜欲不能劳其目，淫邪不能惑其心"，才能使得人体五脏坚固，气机调畅，气血平和，精神不散而安定内守，正气旺盛，足以抗御病邪而"能年皆度百岁而动作不衰"。反之，若情志不舒，气血不调，气机逆乱，脏腑功能失常，可致疾病发生。由此可见，保持喜、怒、忧、思、悲、恐、惊"发而皆中节"的适度表达，精神愉快，意志宁静，形神统一，是防病健身、延年益寿的重要方法。

符合中和观的七情变化，是人对外界客观事物的不同情感反应。在正常情况下不会致病，只有突然性、强烈性或长期持久性的情志刺激，超过人体本身的正常耐受限度，才会使人气机紊乱、脏腑阴阳气血失调，导致疾病发生。《黄帝内经》对七情内伤致病的情况有很多论述。如"是故怵惕思虑者则伤神，神伤则恐惧，流淫而不止。因悲哀动中者，竭绝而失生。喜乐者，神惮散而不藏。愁忧者，气闭塞而不行。盛怒者，迷惑而不治。恐惧者，神荡惮而不收。"（《灵枢·本神》）"心者，五脏六腑之主也……故悲哀愁忧则心动，心动则五脏六腑皆摇。"（《灵枢·口问》）"忧恐悲喜怒，令不得以其次，故令人有大病矣。"（《素问·玉机真脏论》）"暴怒伤阴，暴喜伤阳。"（《素问·阴阳应象大论》）"形数惊恐，经络不通，病生于不仁。"（《素问·血气形志》）此外，《素问·痿论》还论述了"悲哀太甚""思想无穷"能致痿。从上述条文中不难看出，所谓七情致病，多由七情"失于中和"所造成。情志不和可导致气机逆乱，《素问·举痛论》指出："怒则气上，喜则气缓，悲则气消，恐则气下……思则气结。"情志之过也可损及内脏。《灵枢·邪气脏腑病形》曰："愁忧恐惧则伤心。"情志失和，由于导致气机逆乱内脏受伤，亦必然影响五脏藏精气及藏神的功能，使精气内耗外夺，神不能藏，可出现"魂魄飞扬，志意恍乱，智虑去身"（《灵枢·本神》），及"精时自下"甚至"竭绝而失主"（《灵枢·本神》）的现象，情志过度，精气受伤，亦必然影响形体出现"四肢不举""腰脊不可以俯仰屈伸，毛悴色夭"（《灵枢·本神》）等形体上的变化。总之，七情失和，会导致气机紊乱，内脏损伤，精气亏虚，形体败坏，不可不重视。七情致病见表2-1。

表2-1 七情致病简表

七情	喜	怒	思（忧）	悲	恐	惊
五脏	心	肝	脾	肺	肾	肾、心
气机紊乱	缓	上	结	消	下	乱
典型表现	心气涣散，神不守舍	面红目赤，急躁易怒	运化无权，纳呆脘胀	气短懒言，胸闷不舒	二便失禁，下肢痿软	惊慌失措，心悸失眠

在社会中，人必然要与人相处，人的健康也包括适应能力。这个适应能力包括适应自然能力和适应社会能力。如果人不能与人和平相处，与社会格格不入，那就必然导致疾病。中医学认为，喜、怒、忧、思、悲、恐、惊是人的正常情志，是人体对外界客观事物的不同反映。在正常情况下，七情一般不会使人致病，只有突然、强烈或长期持久的情志刺激，超过了人体本身正常的生理调节范围，使人体气机紊乱，脏腑阴阳气血失调，才会导致疾病的发生。由于其病由内生，且是内伤病的主要致病因素之一，因此中医称"内伤七情"。

三、起居有常与劳逸失度

起居有常是指生活起居要有一定规律，这里主要包括睡眠、劳作、性生活等几个方面。古人观察到，日月江河之所以能长久，是因为"天行有常"。人要长寿，就要"法则天地，象似日月"（《素问·上古天真论》），使自己的生活作息保持一定的规律，如此才能"生气不竭"。"上古之人，其知道者，法于阴阳，和于术数，食饮有节，起居有常，不妄作劳，故能形与神俱，而尽终其天年，度百岁乃去"（《素问·上古天真论》）。正常适度而且合理的劳作与活动可以使人体气血通畅、筋骨强健。科学而合理地用脑，可防止大脑衰退，从而调节机体功能，使其保持旺盛。适度的休息则可促进气血的恢复。劳逸结合，劳逸适度，可以保持旺盛的精力，从而增强体质和抗病能力，延年益寿。"久视伤血，久卧伤气，久坐伤肉，久立伤骨，久行伤筋。是谓五劳所伤"（《素问·宣明五气》）。在中医病因学中，过劳或过逸均是导致疾病发生的常见因素。劳累过度会使形体、精神疲倦，脏腑功能损伤而致积劳成疾，包括劳心、劳力和房劳。但若过度安逸，如长期不活动、懒散不用脑、睡眠过多等，也会导致脏腑功能衰退、气血运行不畅、筋骨不利、正气虚弱等。如《素问·生气通天论》说："因而强力，肾气乃伤，高骨乃坏。"《素问·水热穴论》云"勇而劳甚，则肾汗出"可导致风水病。《素问·痿论》曰："有所远行劳倦，逢大热而渴。"可造成骨枯而髓虚，发为骨痿等。

从中和观出发，《黄帝内经》养生理论中明确提出要"形劳而不倦""不妄作劳"，即要根据个人体质和生活条件等方面的具体情况，把握劳和逸、作与息之间的和谐、适度与平衡。

【思考题】

1. 如何认识中医理论的和合文化特征。
2. 如何理解阴阳"对立、互根、消长、转化"的和谐平衡理论。
3. 如何看待中医注重内因是变化依据的病因观。

第三章

天人合一

"天人合一"观源于西周，成熟于宋代理学。天，《说文解字》曰："天，颠也，至高无上。"天初始指人的天灵盖、头顶，后其义项逐渐被引申。古人对天的定义，并不仅仅是指"自然之天"，其既有自然万物之意，也有"道""真理""法则"之意。人，《说文解字》曰"人，天地之性最贵者也"，为万物之灵长、天地之心。合，本意为闭合，后被引申有符合、遵循之意。合一，即合而为一、合成一体之意。古人认为，人为天地之气所化而成，宇宙自然是大天地，人则是一小天地、小宇宙，人与天地相通，人的所作所为均应顺乎天的规律，以达到天人和谐的状态。"天人合一"是中国古代哲学的基本思想，现已内化为国人根本性的思维模式，并由此构建了中华传统文化的主体。

第一节　天人一体

《灵枢·岁露论》曰："人与天地相参也，与日月相应也。"当人类还处于原始社会时期时，就注意到天象与周围环境的变化关系，太阳的东升西落，月亮的阴晴圆缺，四季的寒来暑往，逐渐形成了日、月、季节、年等时间概念。古人以昼夜交替的周期为一日，以月相变化的周期为一月，以寒来暑往的周期为一年。天体运动有其规律，其对地球万物，包括有生命的和无生命的，固体的和液体的，有形的和无形的，皆产生广泛的、规律性的影响，比如海水会在天体引力作用下形成周期性涨落的潮汐现象。随着时间医学和时间生物学的发展，天体运动对人类生命产生规律性的影响，包括人体的生理功能、发病、疾病的证候和治疗等，越来越受到国内外学者的关注和重视。现代生物学认为，生物的各种生理活动均有节律，即"生物钟"现象，包括日、月、年等不同周期的规律。随着医学对生物钟研究的日益深入，认识到生物钟的正常与否对人类的健康有着重要作用，生物钟失调会导致失眠、免疫力低下、抑郁，甚至导致肿瘤的产生等不良后果。中医学很早就窥探到其中的奥秘，并应用于生命养护和疾病诊疗。

一、天体运动对人的影响和中医日节律的应用

地球的运动分为自转和公转。由于地球是一个不发光、不透明的球体，因此在同一时间内，太阳只能照亮地球表面的一半，向着太阳的为昼，背着太阳的为夜，地球不停的自转形成了昼夜交替，并由此形成一昼夜内的阴阳消长。生物体内以昼夜为周期的节律性生理生化活动是生物中普遍存在的基本生命现象，即为生物日节律。时间节律中的日节律与人类健康关系最为密切，通常说的生物钟即指生物日节律。

天地阴阳之气存在日节律，在一日之内按照一定规律不断消长转化。《黄帝内经》中即用阴

阳将一日划分为四时（图3-1），"春生夏长，秋收冬藏，是气之常也，人亦应之。以一日分为四时，朝则为春，日中为夏，日入为秋，夜半为冬"（《灵枢·顺气一日分为四时》），"平旦至日中，天之阳，阳中之阳也；日中至黄昏，天之阳，阳中之阴也；合夜至鸡鸣，天之阴，阴中之阴也；鸡鸣至平旦，天之阴，阴中之阳也"（《素问·金匮真言论》）。天地阴阳之气按规律不断循环，人体对昼夜运动和阴阳消长会产生一种节律性反应，如《素问·生气通天论》中说："阳气者，一日而主外，平旦人气生，日中而阳气隆，日西而阳气已虚，气门乃闭。"一日中，随着太阳的东升西落，昼夜推移，人体的阳气也随之呈现盛衰变化。中医学认为，人应顺应自然界昼夜轮换和阴阳消长的规律进行作息。《灵枢·营卫生会》说："卫气行于阴二十五度，行于阳二十五度，分为昼夜，故气至阳而起，至阴而止。"人体的营气卫气的运行有表里昼夜之分，且与人的睡眠密切相关，卫气出于阴而起，卫气入于阴而卧。《灵枢·大惑论》亦说："夫卫气者，昼日常行于阳，夜行于阴，故阳气尽则卧，阴气尽则寤。"

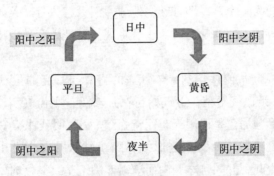

图3-1 一日阴阳消长示意图

因昼夜轮换人体阴阳之气存在日节律，中医学非常重视对这种日节律的运用。如脉诊强调以平旦时诊脉为宜，"诊法常以平旦，阴气未动，阳气未散，饮食未进，经脉未盛，络脉调匀，气血未乱，故乃可诊有过之脉"（《素问·脉要精微论》）。人体阳气（或正气）的日变化也会影响到疾病在一日之内的轻重，《灵枢·顺气一日分为四时》中说："夫百病者，多以旦慧昼安，夕加夜甚……朝则人气始生，病气衰，故旦慧；日中人气长，长则胜邪，故安；夕则人气始衰，邪气始生，故加；夜半人气入脏，邪气独居于身，故甚也。"同时，中医学认为五脏疾病也存在日节律，《素问·脏气法时论》说："肝病者，平旦慧，下晡甚，夜半静……心病者，日中慧，夜半甚，平旦静……脾病者，日昳慧，日出甚，下晡静……肺病者，下晡慧，日中甚，夜半静……肾病者，夜半慧，四季甚，下晡静。"五脏病病情日变化规律见表3-1。

表3-1 五脏病病情日变化规律

五脏病 ＼ 病情时辰	慧	甚	静
肝病	平旦	下晡	夜半
心病	日中	夜半	平旦
脾病	日昳	日出	下晡
肺病	下晡	日中	夜半
肾病	夜半	四季	下晡

因此，医家在诊疗疾病过程中，时常根据昼夜阴阳规律选择治疗方案，例如针法上的子午流注学说就是研究人体气血盛衰与天地运转变化适应统一的规律，并依十二经脉经气盛衰开阖的时

间选取适当时机进行开穴的理论和方法，《秘传常山敬斋杨先生针灸全书》说："夫子午流注者，刚柔相配，阴阳相合，气血循环，时穴开阖也。何以子午言之？曰：子时一刻，乃一阳之生；至午时一刻，乃一阴之生，故以子午分之而得乎中也。流者往也，注者住也。""医圣"张仲景非常注重时间节律在临床上的应用，《伤寒论》第61条云："昼日烦躁不得眠，夜而安静……脉沉微。"第145条云："昼日明了，暮则谵语，如见鬼状。"正是对疾病昼夜节律性呈现的观察。六经辨证是张仲景创立的外感病的辨证体系，《伤寒论》对六经病缓解痊愈的时间节律性也有着明确叙述，"太阳病欲解时，从巳至未上"；"阳明病欲解时，从申至戌上"；"少阳病欲解时，从寅至辰上"；"太阴病欲解时，从亥至丑上"；"少阴病欲解时，从子至寅上"；"厥阴病欲解时，从丑至卯上"。

二、天体运动对人的影响和中医月节律的应用

古人以月相变化的周期为一个月，即月球绕地球一圈为一个月。天体按照月为周期的运行会导致地球万物规律性的反应，人体的气血及功能、生理与病理也会呈现出节律性的变化，此即为月节律。

中医学在《黄帝内经》时代便认识到人体气血的盛衰与月亮的盈亏有关，如《素问·八正神明论》中说："月始生，则血气始精，卫气始行；月郭满，则血气实，肌肉坚；月郭空，则肌肉减，经络虚，卫气去，形独居。是以因天时而调血气也。"明代张介宾《类经》中认为："月属阴，水之精也，故潮汐之消长应月；人之形体属阴，血脉属水，故其虚实浮沉，亦应于月。"人体气血在始生之时开始生旺，并随月之圆满而渐渐盛满，至月满之时，气血最为旺盛。月满之后，随着月之渐晦，人体气血也渐渐衰减，至月郭空之际，人体气血最为空虚，如此循环往复，周行不已。女子的月经一月一行，受月节律的影响较为明显，中医学将之称为月水、月信、月经。李时珍《本草纲目》云："女子，阴类也，以血为主。其血上应太阴，下应海潮，月有盈亏，潮有朝夕，月事一月一行，与之相符，故谓之月水、月信、月经。"月之盈亏对人体疾病的产生和轻重也具有一定的影响，如《灵枢·岁露论》中说："人与天地相参也，与日月相应也。故月满则海水西盛，人血气积，肌肉充，皮肤致，毛发坚，腠理郄，烟垢著。当是之时，虽遇贼风，其入浅不深。至月郭空，则海水东盛，人气血虚，其卫气去，形独居，肌肉减，皮肤纵，腠理开，毛发残，膲理薄，烟垢落，当是之时，遇贼风则其入深，其病人也卒暴。"月盈之时，人体气血充盛，皮肤腠理致密，邪气不易侵袭；月亏之时，人体气血虚衰，皮肤腠理疏而不密，邪气易深入。《普济方》卷二百七十六记载，大多数生于小孩两耳及面上的"月蚀疮"病证的变化呈现出朔望月节律，"月初则疮盛，月末则疮衰，以随月生，因名之为月蚀疮也，又小儿耳下生疮，亦名月蚀"。

因人体气血受月亮的盈亏而呈规律性变化，因此中医学在临床诊治上非常重视月节律的应用。《素问·八正神明论》提出针刺治疗疾病时，应"月生无泻，月满无补，月郭空无治，是谓得时而调之"，同时也从反面论述了违反天时，不按月生、月满、月郭空而决定刺法导致的不良后果，认为"月生而泻，是谓脏虚；月满而补，血气扬溢，络有留血，命曰重实；月郭空而治，是谓乱经"。月始生，人体血气尚弱，功能活动处于低潮，若采用泻法，会使人体功能低下；满月之时，人体气血壅实，功能活动处于高潮，若采用补法则易导致某些生理指标超出正常范围，破坏机体内在平衡，特别是血管舒张，容易导致出血性疾患。

谚语云："正月茵陈二月蒿，三月蒿子当柴烧。"中医学非常注重采药时间的选择，历代本草著作一般都有采药月令的规定，其记载可追溯至《神农本草》时代（图3-2）。唐代医学家孙思

邈曾说明了二百三十种药物各自适宜的采收时间，明确指出："不依时采取，与朽木不殊，虚费人功，卒无裨益。"唐朝苏敬等编著的《新修本草》记载当时蜀道的绵州、龙州一带的乌头、附子"俱以八月采造"，因此质量优良，"余处虽有造得者，力弱，都不相似"。

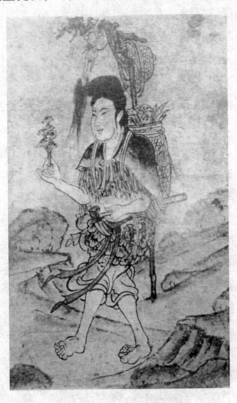

图 3 - 2　神农采药图

三、天体运动对人的影响和中医年节律的应用

地球自转的同时也围绕太阳公转。地球公转轨道平面，即黄道平面与赤道平面之间有一个夹角，即黄赤交角，目前黄赤交角为 $23°26′$，因此地球在公转轨道上的不同位置，地表接受太阳垂直照射的点是不同的，太阳直射的范围最北到达北纬 $23°26′$，最南到达南纬 $23°26′$，这便导致地球上各个地方受到的太阳光照不同，接收到太阳热量也不同，从而导致地面寒暑交替和生长收藏的四时变化。在四时气候的影响下，人类也形成了与自然阴阳相应的脏腑气血阴阳的消长变化，呈现出对四季寒暑变化的一种节律性反映，即年节律。

早在《素问·厥论》中，中医学就指出人体阴阳之气在一年之中随季节变化按一定规律消长，提出"春夏则阳气多而阴气少，秋冬则阴气盛而阳气衰"。阳气是由春始升，夏季最盛，秋季渐衰，冬天最弱。阴气则秋天始生，冬季最盛，春天减弱，夏季最弱。《素问·脉要精微论》更是对阳气和阴气生盛减衰的具体时日予以描述，"是故冬至四十五日，阳气微上，阴气微下；夏至四十五日，阴气微上，阳气微下"。随着阴阳季节性盛衰，人体脉象亦与之相应变化，《素问·脉要精微论》中说："四变之动，脉与之上下，以春应中规，夏应中矩，秋应中衡，冬应中权……阴阳有时，与脉为期。"春脉软虚而滑，如规之圆活而动；夏脉洪大滑数，如矩方正盛强；秋脉阴升阳降，轻虚如毛，如衡之象，其取在平；冬脉阳气入里，如石沉水底，如权下垂之象。《素问·平人气象论》以琴弦、钩吻、毛发、石块等的触感来形容四季脉象，后世吴崑将其总结为"春脉微弦，夏脉微钩，长夏脉微软，秋脉微毛，冬脉微石"。《素问·玉机真脏论》进一步阐释云："春脉……软弱轻虚而滑，端直以长，故曰弦，反此者病……夏脉……来盛去衰，故曰钩，反此者病……秋脉……轻虚以浮，来急去散，故曰浮，反此者病……冬脉……来沉以搏，故曰营，反此者病。"研究也发现，人体的许多生理功能，都具有季节性的规律倾向，如男性血胆固醇值呈现冬季增高、夏季降低的规律，人体的甲状腺激素的分泌也是夏季低、冬季高等。

中医学认为，人之五脏与四时相应，具有肝主春，心主夏，脾主长夏，肺主秋，肾主冬的特点。《素问·六节藏象论》说："心者……为阳中之太阳，通于夏气。肺者……为阳中之太阴，通于秋气。肾者……为阴中之少阴，通于冬气。肝者……此为阳中之少阳，通于春气。脾胃大肠小肠三焦膀胱者……此至阴之类，通于土气。"同时，五脏病变也存在年节律。《素问·脏气法时论》中说："病在肝，愈于夏，夏不愈，甚于秋，秋不死，持于冬，起于春，禁当风……病在心，愈在长夏，长夏不愈，甚于冬，冬不死，持于春，起于夏，禁温食热衣……病在脾，愈在秋，秋不愈，甚于春，春不死，持于夏，起于长夏，禁温食饱食、湿地濡衣……病在肺，愈在冬，冬不愈，甚于夏，夏不死，持于长夏，起于秋，禁寒饮食寒衣……病在肾，愈在春，春不愈，甚于长夏，长夏不死，持于秋，起于冬，禁犯焠㶼热食、温炙衣。""愈"指疾病痊愈或转微，"甚"指病情加重，"持"指疾病维持原状，"起"指疾病发作起始。而五脏病变之所以具有年节律，则是五行生克理论基础上脏腑之间及脏腑与四时之间关系所决定的，正所谓"夫邪气之客于身也，以胜相加，至其所生而愈，至其所不胜而甚，至于所生而持，自得其位而起"。一般来说，五脏各易于在其精气所王之季节发病，《素问·咳论》说"五脏各以其时受病"，是指五脏所主之季节，倘若时气太过或不及均可成为致病邪气，脏器若虚羸不足则易于发病，姚止庵《素问经注节解·咳论》说："五脏……虚则应王不王，邪乘虚入，是五脏之受病，反在应王之时，故云各以其时受病也。"而易病重于所不胜之季节，《灵枢·本神》说："心……死于冬，脾……死于春，肝……死于秋，肺……死于夏，肾……死于季夏"。此处"死"即指脏气的衰微。在生我和我生之时令则得以生长与加强。以肝脏病变为例，肝应春木，至夏属火，肝木生火，为其所生，故肝病易至夏而愈；至于秋属金，金克木，为其所不胜，故肝病至秋则常转重；至于冬属水，水生木，为生我之时令，故肝病至冬常常较为平稳。现代临床研究也发现，某些病变与五脏病年节律有相符之处，如冠心病心绞痛发病率以冬季最高，慢性肝炎患者春季病证显露或加重。

由于人体的生理、病理顺应四季自然变化规律，中医学在临床诊疗上强调遵守"必先岁气，无伐天和"（《素问·五常政大论》）的原则。张仲景根据四季阴阳之气生长化收藏之规律，提出"春夏宜发汗"（《伤寒论·辨可发汗病脉证并治》)、"春宜吐"（《伤寒论·辨可吐》)、"秋宜下"（《伤寒论·辨可下病脉证并治》）的诊疗大法。在用药上强调顺应四时以养天和，明代缪希雍《本草经疏》专列《脏气法时并四气所伤药随所感论》，强调要审时用药，"春温夏热，元气外泄，阴精不足，药宜养阴，秋凉冬寒，阳气潜藏，勿轻开通，药宜养阳。此药之因时制用，补不足以和其气者也"。用药扶正补养如此，用药祛邪亦应如此，程钟龄在《医学心悟·论温法》中说："若论其时，盛夏之月，温剂宜轻，时值隆冬，温剂宜重。"临床运用辛温治法绝非四季通用药物，而是根据四季寒暑变化来选择药性峻缓不同的药物。如同一外感风寒，春时多用荆芥、防风，夏日多需香薷、藿香，秋季常选紫苏叶、淡豆豉，冬季则常用麻黄、桂枝，皆是因时制宜。在针灸治疗上，《素问·诊要经终论》明确指出："春夏秋冬，各有所刺，法其所在。"倘若不遵其法，则易招致祸患，如"春刺夏分，脉乱气微，入淫骨髓，病不能愈，令人不嗜食，又且少气""秋刺夏分，病不已，令人益嗜卧，又且善梦"等。《灵枢·四时气》提出针刺时应顺应四时之气："四时之气，各有所在，灸刺之道，得气穴为定。故春取经血脉分肉之间，甚者深刺之，间者浅刺之。夏取盛经孙络，取分间绝皮肤。秋取经俞，邪在腑，取之合。冬取井荥，必深以留之。"

由于人体阴阳存在年节律变化，故而养生要与之相应。《黄帝内经》中有诸多篇章提出了养生应顺应四时的观念，如《灵枢·本神》："故智者之养生也，必顺四时而适寒暑。"顺应四时之气，调摄人体精气及防御外邪侵袭，做到"虚邪贼风，避之有时"。《素问·四气调神大论》提出"春三月……夜卧早起，广步于庭，被发缓形，以使志生，生而勿杀，予而勿夺，赏而勿罚，此春气之应，养生之道也；夏三月……夜卧早起，无厌于日，使志无怒，使华英成秀，使气得泄，若所爱在外，此夏气之应，养长之道也；秋三月……早卧早起，与鸡俱兴，使志安宁，以缓秋刑，收敛神气，使秋气平，无外其志，使肺气清，此秋气之应，养收之道也；冬三月……早卧晚起，必待日光，使志若伏若匿，若有私意，若已有得，去寒就温，无泄皮肤，使气亟夺，此冬气之应，养藏之道也。"适应春生、夏长、秋收、冬藏的四季不同特点，从而调节起居。春夏之际应顺应生长的特点，使体内阳气生发，精神保持愉悦；秋冬要顺从收藏的自然特点，避寒就温，使阳气勿泄，精神保持收敛潜藏，以做到"真气从之，精神内守"，达到预防疾病、养生长寿的目的。

第二节　气候变化

气候，现代大气科学将其定义为以对某一地区气象要素进行长期统计（平均值、方差、极值概率等）为特征的天气状况的综合表现。气象要素是表征气候特征或状态的参数，如气温、降水量、风等。我国古代先民们在长期的生产生活实践中，对各种自然现象进行观察，形成了自己对气候的认识，根据气象变化的周期节律将一年进行划分，如划分为春夏秋冬四季、二十四节气、七十二候等。《素问·六节藏象论》中说："五日谓之候，三候谓之气，六气谓之时，四时谓之岁。"以五天构成一候，三候即十五天构成一个节气，六个节气构成一个季节，四个季节构成一整年。气候特征被总结为风、寒、暑、湿、燥、火（热）六种类型，合称六气。寒暑火（热）的感受显然由现代大气科学气象要素中的温度决定，降水量则影响着燥湿，而空气的流动则形成了风。中国古代哲学认为构成宇宙万物的本原是气，气无形可见，运动不息，万物皆气化而成。无论是生命的生长壮老已，还是各种气候的形成与变化，都是气运动的结果，《素问·阴阳应象大论》中说："地气上为云，天气下为雨；雨出地气，云出天气。"万物既由一气所化，自然相互联系、相互作用、相互影响，《庄子·知北游》中说"通天下一气耳"，《素问·生气通天论》中说："天地之间，六合之内，其气九州九窍、五脏、十二节，皆通乎天气。"天地上下四方之间，地上九州、人体九个孔窍、五脏、十二个关节，都与天气相通应。

一、气候对人体生理和病理的影响

我国古代先民们所居住的黄河流域具有四季分明的特征，万物随季节变化而生长化收藏。古籍中记载的七十二候，描述了各候中植物、动物及非生物的候应，如立春节气二候时蛰伏的虫类开始活动、小满节气三候麦子成熟等。人体作为生命体，亦受季节气候变化的作用和影响。

（一）气候对人生理活动的影响

人生于天地之间，生理活动深受气候的影响。《素问·四气调神大论》中说："夫四时阴阳者，万物之根本也。所以圣人春夏养阳，秋冬养阴，以从其根，故与万物浮沉于生长之门。逆其根，则伐其本，坏其真矣。""故阴阳四时者，万物之终始也，死生之本也。逆之则灾害生，从之则苛疾不起，是谓得道。道者，圣人行之，愚者佩之。"认为四季阴阳是万物生死的根本，顺应其变化就不会得重病，违逆它则会招致灾害。

《素问·脉要精微论》言脉象与四季气候变化相应，春季时脉浮，"如鱼之游在波"；夏季时脉象盛大，"泛泛乎万物有余"；秋季时脉沉入肤下，"蛰虫将去"，如虫类将要进入洞中蛰伏；冬季时脉沉在骨，"蛰虫周密"，像虫类已经深伏地下密藏。《素问·八正神明论》介绍气候对人体气血运行状态的影响，言"天温日明，则人血淖液而卫气浮"，气候温和日光朗照时，人体血液濡润，卫气上浮；"天寒日阴，则人血凝泣而卫气沉"，气候寒冷日照减少，血液凝滞难行，卫气下沉。《灵枢·五癃津液别》说"天暑衣厚则腠理开，故汗出"，"天寒则腠理闭，气湿不行，水下留于膀胱，则为溺与气"，天气暑热而人着厚衣，则汗孔开汗液出，天气寒冷时人汗孔闭合，水液无法从皮肤出则下流膀胱，化为尿液，说明气候变化影响人体水液代谢。《素问·六节藏象论》中说五脏之气通于天气，各与四季相对应，心通夏气，肺通秋气，肾通冬气，肝通春气，脾通长夏之气（长夏指从夏至到处暑的五个节气）。

另外，中医学早在《黄帝内经》时代就注意到不同区域的气候特征对人体产生影响，《素问·异法方宜论》中就论述了东、西、南、北、中五方有着不同的地理环境、气候、物产等，生活在各方的人因而具有不同的体貌特征、体质和易感疾病。例如西方多风，水土刚强，"故邪不能伤其形体，其病生于内"；北方"风寒冰冽"，人们易"脏寒生满病"；南方气候炎热潮湿，人们皮肤腠理致密而色红等。

（二）气候对疾病的影响

风、寒、暑、湿、燥、火（热）六气本为自然界六种正常气候变化，各主其时，若因时而至则为人类生养之正气。若变化太过，或不及，或非时而至，人体不能适应，则成为致病之邪气。异常变化致人发病的六气中医学称为六淫或六邪。《素问·至真要大论》中说："夫百病之生也，皆生于风寒暑湿燥火，以之化之变也。"

六气是多种疾病的病因，且风、寒、暑、湿、燥、火（热）有着不同的致病特点。风，大气科学定义为空气相对于地面的水平运动。人居天地之间，而风四季常有，故风邪常于人体正气不足时侵袭肌表腠理，引发病证，《素问·骨空论》中说："风从外入，令人振寒，汗出，头痛，身重，恶寒。"风邪为六淫病邪的主要致病因素，常为外邪致病的先导，《素问·风论》中说："风者，百病之长也，至其变化乃为他病也。"《素问·骨空论》亦说："风者，百病之始也。"诸邪气常在自身所主时节与风邪相兼，共犯人体，如外感风寒、风热、风湿等。寒常见于冬季，冰天雪地，河面封冻，蛰虫周密之时，应于人体，则见阳气潜藏而气血运行不畅，若疏于防寒保暖，寒邪中表成表寒证，寒邪中脏腑则致各脏腑功能受损。气血运行不畅甚则不通，不通则痛，中寒邪者常见疼痛之症，《素问·举痛论》解释寒邪致痛的病理变化过程说："寒气客于脉外则脉寒，脉寒则缩蜷，缩蜷则脉绌急，绌急则外引小络，故卒然而痛。"暑见于夏季，令人"皮肤缓而腠理开"，大量出汗。出汗本是人体正常的生理功能活动，可以在气温过高时维持体温恒定。但汗出太多，则耗气伤津，若未及时饮食补充，可令人体水、电解质代谢紊乱，体温异常上升，严重时昏迷乃至危及生命。湿主长夏，为夏至到处暑五个节气。湿邪侵犯人体，因其黏腻特性阻遏人体气机，出现胀、满、闷等症，令人头身困重，又令分泌物增多而黏滞难排。脾通长夏之气，湿困脾，脾的运化失职可导致湿浊内困，食欲不振，腹胀便溏，若水湿泛滥，则易发为水肿，《素问·六元正纪大论》中说："湿胜则濡泄，甚则水闭胕肿。"燥是秋季的主气，燥邪最伤人体津液，所谓"燥胜则干"，出现口干、鼻干、咽干、二便干燥等症状。火（热）见于四季，与暑性质相似，使人体出现一系列阳热症状，如高热、烦渴、局部红肿热痛等，耗伤津液，导致干燥症状，又通应于心，扰乱心神，故《素问·至真要大论》中说"诸热瞀瘛，皆属于火""诸躁狂越，皆属于火"，瞀即神志昏蒙，瘛即手足抽搐。六气各自不同的致病特点，使其所主的时令季节出现某种或某类疾病多发，《素问·金匮真言论》说："春善病鼽衄，仲夏善病胸胁，长夏善病洞泄寒中，秋善病风疟，冬善病痹厥。"

六气不仅可以作为致病之因，而且六气理论对疾病防治亦具有指导价值。在预防保健方面，《素问·四气调神大论》专门论述如何依四时之气调神摄生。治疗方面，中医学强调要因时制宜，要求治病时参考时令和气候特点，如"用寒远寒，用凉远凉，用温远温，用热远热"（《素问·六元政纪大论》）等，言用寒药时避寒冷气候，用热药时避暑热气候等。

二、气象与中医运气学说

综合前文所述，古代先民在长期生产生活实践中直接观察和体验了主要因地球围绕太阳公转导致的自身居住地区相对分明的四季气候变化和气候变化相应的物候变化，以及人自身的生理病理变化，并构筑以"天人相应"为特征的天地万物一体化模型，用来推测未来变化，指导人民在生产生活中预防或规避可能发生的灾害和疾病，探索应对病害的方法和手段，由此形成了运气学说。运气学说是五运六气学说的简称，其以十天干配阴阳五行，把年运分为金、木、水、火、土五种类型，每种年运又有太过不及之分，将风、寒、暑、湿、燥、火（热）六气划分阴阳并与十二地支相归属，分属一年六个阶段（每气六十日有余），是古代探讨气候、气象运动规律的一门学科，在古代广泛应用于农家、医家、兵家、阴阳家、天文家等。在医学上运气学说注重研究天象、气象、物候和人体生理病理之间关系及其规律。它是以"天人合一"的整体观念为指导，以阴阳五行理论为基础，以干支符号作为演绎的工具，来预测气候的变化对人体可能产生的影响，以探索自然现象和生命现象共有的周期规律，作为诊断和防治疾病时的参考。其首见于《素问》的《天元纪大论》《五运行大论》《六微旨大论》《气交变大论》《五常政大论》《六元正纪大论》《至真要大论》七篇。后世医家多有阐述发明，以其指导辨证和施治。

天干地支与甲子周期

干支甲子的符号是五运六气的推演工具。干，指甲、乙、丙、丁、戊、己、庚、辛、壬、癸十个数目字，古人用以计算天日的号数，日为阳，故称天干。支，指子、丑、寅、卯、辰、巳、午、未、申、酉、戌、亥十二个数目字，古人用以计月成岁，月为阴，故称地支。干支相合，谓之甲子。《素问·六微旨大论》说："天气始于甲，地气始于子，子甲相合，命曰岁立。"甲子相合以计年，六十年一周期，是推演运气变化的依据。在甲子表中，甲子的天干主要主五运的盛衰，甲子的地支主要司六气的变化。六十年甲子见表3–2。

表3–2　六十年甲子表

甲子	乙丑	丙寅	丁卯	戊辰	己巳	庚午	辛未	壬申	癸酉
甲戌	乙亥	丙子	丁丑	戊寅	己卯	庚辰	辛巳	壬午	癸未
甲申	乙酉	丙戌	丁亥	戊子	己丑	庚寅	辛卯	壬辰	癸巳
甲午	乙未	丙申	丁酉	戊戌	己亥	庚子	辛丑	壬寅	癸卯
甲辰	乙巳	丙午	丁未	戊申	己酉	庚戌	辛亥	壬子	癸丑
甲寅	乙卯	丙辰	丁巳	戊午	己未	庚申	辛酉	壬戌	癸亥

十天干以纪日，在运气学说中用以推算五运，其分属五行，即甲乙为木属东方，主春；丙丁为火属南方，主夏；戊己为土属中央，主长夏；庚辛为金属西方，主秋；壬癸为水属北方，主冬。每一行再分阴阳，即甲为阳木，乙为阴木；丙为阳火，丁为阴火；戊为阳土，己为阴土；庚为阳金，辛为阴金；壬为阳水，癸为阴水。十二地支以纪月，古历法称为"月建"，一月建寅，二月建卯，三月建辰，四月建巳，五月建午，六月建未，七月建申，八月建酉，九月建戌，十月建亥，十一月建子，十二月建丑，在运气学说中用以推算六气，其亦分属于五行，寅卯为木属东方，主春；巳午为火属南方，主夏；申酉为金属西方，主秋；亥子为水属北方，主冬；辰戌丑未属土，旺于四季之末，位属中央。又各分阴阳，子为阳水，亥为阴水；寅为阳木，卯为阴木；午为阳火，巳为阴火；申为阳金，酉为阴金；辰戌为阳土，丑未为阴土。五行中有阴阳则能运，阴阳中有五行则能化，由此自然界生化不息，《素问·天元纪大论》说："五运阴阳者，天地之道也。"天干地支五行阴阳见表3-3。

表3-3　天干地支五行阴阳表

阴阳干支五行	天干	地支	五行	五方	五季
阳 阴	甲 乙	寅 卯	木	东	春
阳 阴	丙 丁	午 巳	火	南	夏
阳 阴	戊 己	辰戌 丑未	土	中央	长夏
阳 阴	庚 辛	申 酉	金	西	秋
阳 阴	壬 癸	子 亥	水	北	冬

1. 五运　即木运、火运、土运、金运、水运，是以五行之气来概括一年和五个季节气象变化规律的总称。五行化为五运是基于十天干分属五行，但其推演却与十干主五行不同，《素问·五运行大论》中说："土主甲己，金主乙庚，水主丙辛，木主丁壬，火主戊癸。"由这十干化生的五运，称为"中运"，均统管一年，又称为"大运"。《素问·天元纪大论》中说："甲己之岁，土运统之；乙庚之岁，金运统之；丙辛之岁，水运统之；丁壬之岁，木运统之；戊癸之岁，火运统之。"统，即指统主一年之运。如逢六甲年，则为阳土通纪全年的运；逢六己年，则为阴土通纪全年的运。其他各运，以此类推。十天干纪运，凡逢阳干之年均主运气"太过"，凡逢阴干之年均主运气"不及"。大运值年与气候有密切关系，凡土运值年则湿气较重，金运值年则燥气较重，水运值年则寒气较重，木运值年则风气较重，火运值年则热气较重。但亦有既非太过，又非不及，而是属于"平气"之年的，如癸巳年因癸为阴火故而是火运不及，但得到巳火的帮助于是无不及之弊，便变而为平气之年。五运之气按照相生的顺序从木运始分主于一年各个季节，各主七十三日另五刻，岁岁如此，居恒不变，是为主运（图3-3）。主运指一年五季气候变化的常规，客运则指一年五季中气候的异常变化。客运以每年的中运为初运，循着五行相生的次序分五步运行，每步以七十三日零五刻，行于主运之上，逐岁变迁，十年一周。

2. 六气　即风、寒、暑、湿、燥、火（热），是根据我国各地区的气候特点总结出来的。同时将六气以三阴三阳进行属性划分，并于十二支相归属，子午属少阴君火，丑未属太阴湿土，寅申属少阳相火（暑），卯酉属阳明燥金，辰戌属太阳寒水，巳亥属厥阴风木。六气是在天的阴阳之气，地气的三阴三阳向上承奉它。如厥阴属木，是三阴中的一阴，天之风气所化，故在地为厥

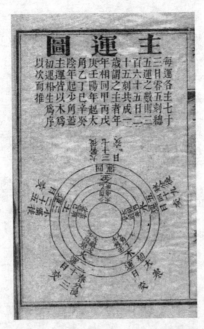

图3-3 主运图（清·程文囿《医学溯源》，见《医述》清光绪十七年辛卯汉上刻本）

阴，在天为风，即风在厥阴之上。少阳属相火，是三阳中的一阳，天之火气所化，故在地为少阳，在天为相火，即火在少阳之上。《素问·天元纪大论》说："厥阴之上，风气主之；少阴之上，热气主之；太阴之上，湿气主之；少阳之上，相火主之；阳明之上，燥气主之；太阳之上，寒气主之；所谓本也，是谓六元。"又根据是否因时而至辨别正邪，时至而气至便为正气，如果化非其时则为邪气。

推演六气，分为主气、客气，并以客主加临的情况，推测气候的异常变化及其对人体的影响。风木、君火、相火、湿土、燥金、寒水六气按木、火、土、金、水五行相生的顺序分六步主于春夏秋冬四季的二十四节气，反映一年季节的不同变化。大寒、立春、雨水、惊蛰，为初之气，厥阴风木主令，温暖多风；春分、清明、谷雨、立夏，为二之气，少阴君火主令，气候转热；小满、芒种、夏至、小暑，为三之气，少阳相火主令，主火热；大暑、立秋、处暑、白露，为四之气，太阴湿土主令，主雨湿；秋分、寒露、霜降、立冬，为五之气，阳明燥金主令，主凉燥；小雪、大雪、冬至、小寒，为终之气，太阳寒水主令，主冰寒。此为主气，一岁一周遍，居恒不变，用以说明一年气候的正常规律。客气指时令气候的异常变化，以一阴厥阴风木、二阴少阴君火、三阴太阴湿土、一阳少阳相火、二阳阳明燥金、三阳太阳寒水的顺序分六步，但与主气居恒不变不同，会随着纪年地支的不同而各年有异。其推演分为三步，即司天之气、在泉之气、四步间气（图3-4）。司天之气指岁支所表现的天气变化，《素问·五运行大论》说："子午之上，少阴主之；丑未之上，太阴主之；寅申之上，少阳主之；卯酉之上，阳明主之；辰戌之上，太阳主之；巳亥之上，厥阴主之。"即年支逢子午是少阴君火司天，年支逢丑未是太阴湿土司天，以此类推。在泉之气是与司天相对之气，随着各年支司天之气的变化而变化，以一阴配一阳，二阴配二阳，三阴配三阳，阴与阳，互为司天，互为在泉，如该年属一阴司天则一阳在泉，属一阳司天则一阴在泉。司天与在泉合主一年之客气变化，司天之气主司上半年的客气变化，在泉之气主司下半年的客气变化。司天、在泉左右都叫间气。每年客气的运转，是从在泉之气的左间气开始，顺着一二三阴、一二三阳之序而为六步，以司天之气为三之气，在泉之气为终之气。每年轮转的客气加在固定的主气之上，客主加临，在一年的六步中，上下交媾，错综互见，形成一年的气象变化。客主之气彼此相生，便相得而安；如果彼此相克，便不相得而病。

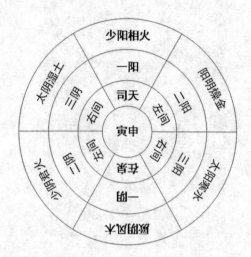

图 3-4　司天、在泉、间气图（以寅申年为例）

　　运气学说，可以说将天人合一的整体观念体现得淋漓尽致，对中医临床具有重要的指导意义，尤其在辨证论治中，备受历代医家的重视。中医古籍中常可见到医家对运气学说临床价值的论述，以及应用运气学说诊疗疾病的医案。但运气学说同样也是中医学中最具争议的部分，近代以来围绕运气学说的价值或科学性一直多有争论。但在 20 世纪 50 年代华北地区的流脑、2003 年的 SARS 中，运气学说在辨证分析病因病机、指导临床施治中都彰显出独特的优势。中医界应拓展研究的广度和深度，认真总结古代医家应用运气学说诊疗疾病的经验，并开展现代科学研究和临床实践，以更好地认识运气学说的理论价值和临床应用价值。

第三节　地理差异

　　中国幅员辽阔，地大物博，且山区面积广大，地形复杂，不同地区的地势有高下、气候有寒热燥湿之不同，水土、人文、物产、风俗习惯各不相同。因此，在不同地区生活的人们体质或多或少都有差异，其易患疾病和诊治方法亦相应有异。古代医家很早就认识到了这一点，他们根据不同的地域环境特点，来制定适宜的治疗原则，《素问·异法方宜论》中载："黄帝问曰：医之治病也，一病而治各不同，皆愈何也？岐伯对曰：地势使然也。"这种做法被称为"因地制宜"。

一、地域对人的影响及诊疗用药的差异

　　中医学中因地制宜的辨证施治和处方用药理论源自人体气血阴阳运行与天时地理相关的自然规律。《素问·异法方宜论》将中国分为了东、南、西、北、中五个部分，分别论述了不同地域的地势特点、常住居民的饮食习惯与治疗方法，如"故东方之域……鱼者使人热中……其病皆为痈疡，其治宜砭石。故砭石者，亦从东方来"，充分说明古代医家已经对不同地域的特性、疾病特点及如何治疗有了较为翔实的认识，具体见表 3-4。

表3-4　《素问·异法方宜论》地域性相关论述

方位	五气	地域特性	生活习惯	治疗方式
东	风	鱼盐之地，海滨傍水	食鱼而嗜咸	砭石
西	燥	沙石之处，水土刚强	华食而脂肥	药物
南	暑	水土弱，雾露之所聚	嗜酸而食胕	微针
北	寒	闭藏之域，风寒冰冽	陵居野处乳食	艾灸
中	湿	平坦宜居，物产丰富	食杂而不劳	按摩导引

　　由于我国地形地势复杂多样，此处以差距较为明显的南北为例。以秦岭-淮河为界，我国南北划分开来，大体而言，一侧是旱地，一侧是水田，一侧是华北平原，一侧是江南丘陵。北方"天地所闭藏之域也。其地高陵居，风寒冰冽"，多高原、平原，以温带大陆性气候与温带季风性气候为主，地势相对较高，北方人久居高原平原，性格豪爽热情，体格较南方人更为壮实高大。同时由于严寒期长，北方人腠理致密而开泄较少，气血较为闭塞，在用药方面也更为刚猛。南方"天地所长养，阳之所盛处也。其地下，水土弱，雾露之所聚也"，地形细碎，山地丘陵多，温暖潮湿的季风带来丰沛的降水。南方水土薄弱，居民多腠理疏松，气血易开易浮。又因气候湿热，人们汗多易伤阴血，在用药方面须得小心开泄太过，防止气随津脱。以感冒为例，感冒是感受触冒风邪，导致邪犯肺卫、卫表不和的常见外感疾病，临床上以鼻塞流涕、咳嗽头痛、恶寒发热、脉浮为主要特征。元代著名医家朱丹溪明确本病病位在肺，治疗应分为辛温与辛凉两大法则，即"伤风属肺者多，宜辛温或辛凉之剂散之"（《丹溪心法·中寒二》）。但是，在辨证论治的基础上，南北不同地域中对感冒的治疗各有差异。如需要解表时，北方常选用麻黄汤发汗解表，方由麻黄、桂枝、杏仁、炙甘草四味组成，其中麻黄力强效专，发汗之力极强，麻黄汤也因而被称为"辛温发汗之峻剂"。南方则不然，由于南方人的腠理疏松，兼之本就地处潮热易于出汗，若选用麻黄则会导致汗出太过，反而容易伤人正气。在解表方面，南方多选用解肌发表、温通经脉的桂枝汤，方由桂枝、芍药、生姜、大枣、炙甘草组成，以桂枝为君药，芍药益阴和营为臣药，既能解肌发表，又能调和营卫，不至于使腠理不固、津液外泄造成气机耗损。在对感冒内热的辨证论治方面，北方与南方相比，以蝉蜕、柴胡、葛根等发散风热药，石膏、知母、葛根等清热药，大黄、黄芩等泄热解毒之力较强的药物，以及浙贝母、炙麻黄、杏仁等清肺化痰止咳药多为常用。南方在治疗中对于寒凉药物的使用则更为慎重，在清热药的选择方面更倾向于选择养阴清热药，如鱼腥草、生地黄、麦冬、芦根，加上芳香化湿的藿香，或配合利水渗湿的薏苡仁，枳壳、陈皮等行气导滞的中药也颇为常用。如果在北方也选用芦根、生地黄等药物清内热，便会显得隔靴搔痒、效力不足了。

　　如果说临近秦岭-淮河线的南北两侧差别还不是特别的明显，那么将视线投于岭南两广地区，地域的特殊性就更为显著。岭南地区纬度较低，临近热带，具有热带、亚热带季风海洋气候的特点。全年气温较高，雨水丰沛，全年日照时间长，夏长冬短。《岭南卫生方》中指出，岭南地区"一岁之间蒸湿过半"，病邪多以湿为主。又因两广地区临海，鱼鲜海产成为居民桌上常客，鱼肉生湿化火，十分容易湿腻困脾。岭南地区人群多为湿热体质，治疗上也考虑以清湿热为主，例如选用藿香、佩兰、苍术、厚朴、砂仁等以芳香醒脾，有效治疗湿阻中焦。其中砂仁化湿开胃、温脾止泻，位列四大南药之首，是岭南地区的常用药和特色药。选用茯苓、陈皮、厚朴、五指毛桃等以理气化痰，五指毛桃是岭南地区常见药材，常用于煲汤。选用芦根、天花粉等以清热润燥。不止临床上多选用清利湿热药，日常生活中的清湿热药也随处可见，如广东特色饮品之一的凉茶，根据功效的不同选用 24 种清热药相配合，如夏枯草、布渣叶、鲜芦根、木棉花等，可以分别起到清热解毒、清热润燥、清热化湿的作用。

二、地域对中医流派形成与发展的影响

地域由自然要素与人文要素组成，不同地域由于气候地形等差异孕育出不同的人文环境及相应的生活特色。由于处在不同的地理人文环境中，各地逐渐形成具有地域特色的医学流派，这些地域性流派不仅有独到的学术思想和诊疗经验，而且在流派传承上往往能够形成若干代的人才链。地域性流派往往以地域命名，通常反映一个地方的医学风格和医者群体特色，比如北京地区的燕京医派、江苏的山阳医派、山东的齐鲁医派、安徽的新安医派、广东的岭南医派等。医学地域流派的异彩纷呈和交流互动，极大地促进了中医药的发展。兹举数例，以说明地域对医学流派的影响。

1. 燕京医派 是北京地区的医学流派。之所以称为燕京，是因为北京为古时燕国的都城，世人称为燕京。如今的燕京医派主要指由宫廷医学、四大名医，以及医教研名家的传人为主要成员的医派。燕京医派的发展，与北京城的地理位置和自然人文环境有着不可分割的联系。北京长期作为政治文化中心，对地域医学发展的影响自不待言。就其地理自然环境对医学特色的形成而言，北京城地属华北，气候相对南方多干燥严寒，患者多呈现出显著的虚实征象，因而北京地区的医家多用姜桂气味厚重之品。又因北京城为京都日久，达官贵人甚多，因而在服务这类人群时多用当归、茯苓、白术等气味平和之药，潜移默化中也成就着燕京医派。

2. 孟河医派 发源于江苏常州孟河镇一带，其起源可追溯至魏晋南北朝时期，其时茅山道教繁盛，葛洪、陶弘景等道医成就卓著。后经历史沉淀，渐有规模。明末清初孟河医派形成了以胡慎柔、顾元交、法徵麟等医家为代表的医学派别。清朝后期，孟河医派迎来了真正意义上的鼎盛时期，以费伯雄、马培之、丁甘仁、巢崇山为代表。其兴起离不开宋朝南迁后该地区经济文化的繁荣及所处地理位置的优势。孟河旧称孟城，孟河之名是唐朝时孟简浚拓河道后得名。位于常州西北，北临长江，南依京杭大运河，地理位置得天独厚，交通便捷，经济发达。

3. 新安医学 是安徽徽州（今黄山市）的地方医学流派，因徽州旧时名为新安郡而称。新安医学起源于明代中期，至清代发展到鼎盛状态。新安医派名家林立，著作颇丰，内部流派分支也颇盛，有"固本培元"学派、"养阴清润"学派、"错简重订"学派、"时方轻灵"学派，以及"理脾阴"学派等。据《新安医籍考》记载，明清新安医家在册名医近百人，著作 200 余种，在经旨发挥、临证新见、文献整理注释等方面，皆有成就。新安地域文化是新安医学形成并能够继续在中医界独放光彩的动力和底蕴。新安郡地处安徽南部，包括现今安徽的歙县、休宁、黟县、祁门、绩溪和江西的婺源六地，山清水秀，人杰地灵。新安郡自南宋以来经济文化昌盛，徽商兴起，文人学士蜂起，为医学的兴盛奠定了基础。新安郡以古越文化为主，同时受到吴楚文化的滋养，加之南宋王朝南迁带来的中原文化交融其中，形成了新安特有的自身文化。如紫阳书院的理学传承即对新安医学的影响颇深。

4. 山阳医派 是指江苏淮安一带的医学流派。淮安市楚州区旧时为山阳县，因之为名。由于淮安在明清时期管辖宿迁、连云港、扬州等地，所以山阳医派又有淮医学派、淮扬学派之称。山阳医派的兴盛得益于淮安这片得天独厚的自然和人文沃土。淮安坐落于古淮河与京杭大运河交点，秦时置县，迄今已有两千两百多年的历史，是江淮流域古文化发源地之一，更是久负盛名的运河之都、名人辈出的文脉之地和闻名遐迩的美食之乡。淮安地处中国南北地理分界线、南北气候过渡带和南北文化融合区，又处运河南北中心位置，全国各地的商人、大批的文人墨客云集于

此，经济繁荣，人文荟萃，吸纳了吴越文化、荆楚文化、齐鲁文化和燕赵文化等的同时，融合了秦晋文化和外来文化，形成具有开放性、兼容性和多样性的地域文化。

三因制宜是中医学重要的防治原则，其中因地制宜充分体现了古代医家对于地域环境的认识及灵活变通的智慧。这种灵活的思路充分展现了中国医家对于自然及其人与自然关系的深刻认识。随着社会的进步，自然人文环境及其生活习惯与疾病的关系正逐渐引起人们的关注和重视，中医学三因制宜的思想将会日益受到重视并将发挥更为重要的作用。

【思考题】

1. "天人合一"不仅是中国哲学最突出的特点，也是《黄帝内经》天道观的核心。请谈一谈你对《黄帝内经》"天人合一"观的认识和理解。

2. "脏气法时"理论是中医学"天人相应观"的典型体现，反映的是五脏系统依据自然界季节气候的变化而发生相应改变的自然规律。这一规律普遍地存在于人体脏腑的生理活动与病理变化中。请结合临床谈一谈这一理论的价值和意义。

3. 我国幅员辽阔，尤其是显著的气候、环境、文化差异造就了特色鲜明的地域性医学流派，体现了中国医学因人而异、因地制宜的通变思想。请选择一个你熟悉的地域性医学流派，谈一谈它的地域特色及其形成的原因。

第四章

哲学智慧

在中国特有的历史地理和生产实践条件下，先民以独特的意象思维方式整合生活经验，逐渐演化出了阴阳五行模型，从而对生活中已知或未知对象进行"追溯性"的探索、解释和升华。在中医学领域中，阴阳五行学说更是医者研医遵从的基本原理，可以说阴阳五行学说构建了中医学研究纲领的内核，也印证了古代朴素唯物主义的发展内涵，是哲学与自然科学相结合优秀产物，《素问·天元纪大论》载："夫五运阴阳者，天地之道也，万物之纲纪，变化之父母，生杀之本始。"其地位可见一斑。

第一节　对立统一

《易经·系辞上》有云："河出图，洛出书，圣人则之。"河图与洛书是中国古代流传下来的两幅图案，相传由伏羲所创制，历来被认为是华夏文化的滥觞（图4-1、图4-2）。

河图洛书是古人在长期生产实践中，观察探索宇宙规律，将天文历法、数学和阴阳五行等汇集起来的综合系统，是我国最早的纵横图和宇宙结构模型，简明朴素而内蕴博大。由河图洛书中推知的阴阳五行本原为中医基础理论的诠释、应用和发展，具有一定程度上的逻辑自洽性。

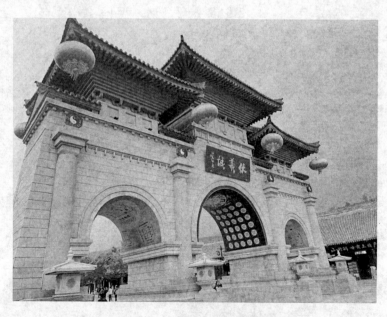

图4-1　甘肃省天水市伏羲庙

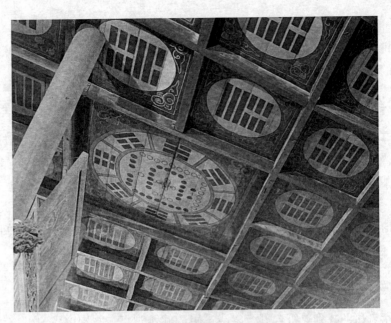

图 4 - 2 伏羲庙顶部刻画的河图

一、阴阳五行本原的认识论概述

阴阳与五行可归结为形式与内容的关系，即阴阳的内在矛盾通过五行相生相克的征象反映出来，故而阴阳五行互通。阴阳五行广泛作用于自然社会和人类社会，著名学者顾颉刚先生曾经指出："五行是中国人的思想律，是中国人对于宇宙系统的信仰，两千余年来，它有极强固的势力。"（《五德终始说下的政治与历史》）这一哲学理论，后世一直对其名称由来、理论基础、本质内涵，以及在相关学科领域中的应用价值具有多种思考。人们对五行的起源曾提出过多种观点如下。

（一）五行与"五材"——实用性视域下的五行本原认知

何谓五行？《尚书》曰："五行：一曰水，二曰火，三曰木，四曰金，五曰土。水曰润下，火曰炎上，木曰曲直，金曰从革，土爰稼穑。润下作咸，炎上作苦，曲直作酸，从革作辛，稼穑作甘。"

从名实来看，《尚书》的"五行"无疑指水、火、木、金、土五者；至于其性质，唐代学者孔颖达曾从"体性"（体）和"气味"（用）出发，认为"五行"也可称为"五材"。孔颖达疏曰："言五者性异而味别，各为人之用。"并引用《尚书大传》"水火者，百姓之所饮食也；金木者，百姓之所兴作也；土者，万物之所资生也。"说明此处所言为人用五行，即五材；同时还引用《左传》"天生五材，民并用之。"论证五者各有才干。即谓之"行"者，若在天，则五气流行；在地，世所行用也。应当说，孔颖达的注述是比较符合《尚书》原意的，并与《左传》曰"天生五材，民并用之"同义。由此推断，商周时期的五行说主要内容当为五材说。这属于从实用的角度来判断"五行"的性质。不过，其中还存在一个疑问，即为何当时人们不将水、火、木、金、土五者直接称为"五材"，而一定要称为"五行"呢？对此问题，孔颖达也有一个说法，他认为这两个同实异名的概念有"在天"与"在地"之不同："在地"即称为"五材"，"在天"则称为"五行"——"谓之行者，若在天，则五气流行"。这是训"行"为"流行"，"五行"就是指水气、火气、木气、金气、土气之流行，流行故能生物。这种解释显然将周初的

"五行"看作宇宙论哲学的基本观念了。对此，当代学者基本上不赞成，很难说"五行"在那时已经成为气化宇宙论的概念。其实，孔颖达之"行"可训为"施用""施行"，"五行"即五种可以施用、施行的基本材质。这种解释与《左传》的"五材"说是吻合的。

（二）五行与五星起源说——星相学视域下的五行本原认知

五行起源还有一种五星说，该学说认为五行说起源于古代天文学对五大行星的认识。持这种看法的学者古今皆有，尤其在星相学中更为流行。该学说认为：五行原指天上五星的运动，而战国之时出现歧义杂陈的人间行为的五行，以及四行、六行，终由于天上五行与地上五材相结合，而后五行成为金、木、水、火、土。但五星起源说无法解释五行生克制化的产生根源，因为无论从古今人类的生活实践上看，还是从现有历史文献中看，都缺乏资证五大行星之间具有某种相互影响关系的认识证据，其可信度较低。

（三）五行与五方起源说——空间性视域下的五行本原认知

一直以来，学者试图找到更符合五行实践逻辑的起源观点。我国学者 20 世纪中叶受甲骨文考证的影响，提出卜辞中的"四方"和"四方风"为五行说之滥觞。之后学者在上述观点的基础上进一步提出五行学说是殷商之人基于对"五方"之"五"崇拜。如庞朴引述《殷契粹编》中有关"商"与"四土受年"的甲骨文卜辞以说明"殷人已经具有了确确实实的五方观念"，并进而推论"这种以方位为基础的五的体系，正是五行说的原始"，"殷人的五行，或早期的五行思想，是以五方为纲的"。但五方说客观上缺乏能够将其归纳演绎成五行的合理存在性和实践性基础，缺乏客观实践依据。

从整体上看，以上几种认识论均属于古代朴素唯物主义的具体范畴内，且具有鲜明的社会历史性特征，其均存在局限性，将五行视为五种物质而并非是相互联系的有机整体，当今时代不断进步发展，辩证唯物主义将我们的思维提升至新高度，故而我们要坚持以对立统一的思维来看待问题，正视以阴阳为基的五行之间的关联性，以再溯源为径寻找古文献中记述阴阳五行内容的源头，以源证论，再考河图洛书源流以探索阴阳五行的哲学内涵。

二、河图洛书中揭示的阴阳五行本原

阴阳五行学说是中国古代文化思想中的重要内容，也可以说是中国古代哲学的理论基础。阴阳五行学说起源很早，春秋时期关于五行的思想已经形成并且相当流行了。

把河图洛书同五行学说勾挂起来的说法起于汉代。西汉武帝时期，随着儒家思想统治地位的确立，阴阳五行学说更加盛行。汉代的各种谶纬书中更是大谈阴阳五行，而且把阴阳五行学说同术数、占卜、星象等结合在一起，渲染了其中玄奥、迷信的成分。如《易纬乾坤凿度》中："天本一而立，一为数源，地配生六，成天地之数。合而成水性，天三地八木，天七地二火，天九地四金。"又云："运五行，先水，次木生火，次土及金，木仁，火礼，土信，水智，金义。"又"万名经曰：水土兼智信，木火兼仁惠，五事天性，训成人伦。"这样，就把五行和表示道德观念的五常联系起来。这一阶段也体现了五行和数字的配合关系，这是河图的数字表述形成的基础。

在洛书中，五行与方位及数字的对应关系和河图有一定的区别。河图表示的方位只有东南西北四方，洛书表示的方位既有东南西北而且又加上了四角，共为八方。两相对照，一居北为水、三居东为木，这是一致的；而在洛书中其成数却偏于一旁，即水的成数六在一的右方一隅，木的成数八在三的右方一隅（面对中心来看）。在河图中火的生数二表示南方，而在洛书中却由金的成数九表示南方，金的生数四居于九的右方一隅（面对中心来看）；在河图中金的生数四表示西方，而在洛书中却由火的成数七表示西方，火的生数二居于七的右方一隅（面对中心来看）。若把洛书的二与七、四与九各作为一方来对待，那么这两个方位正好同在河图中的方位对调了一下，即：火在河图中为南，在洛书中为西；金在河图中为西，在洛书中为南。还有一个特点是：河图中央有十，而洛书中央只有五，但是，在洛书中，以五为中心的上下、左右、对角两数之和皆为十，此间形中无十实却有十，也体现了古人的智慧。

为什么会有这样的区别呢？前人解释说，河图表示的是五行相生关系，而洛书表示的是五行相克关系。

关于五行水、火、木、金、土相生相克的关系，在先秦时已经有明确的说法。战国时期的五行生克学说又有"常胜派"和"非常胜派"的区别，秦汉之际的邹衍做出系统解释，成为汉代的流行说法。《汉书·郊祀志》中言及历代王朝兴替的五行运转就采用了邹衍的说法，即水生木，木生火，火生土，土生金，金生水；水克火，火克金，金克木，木克土，土克水。

五行的相生相克关系，在河图和洛书中的体现有一定的规律。朱熹《易学启蒙》、胡一桂《周易启蒙翼传》等书中均提及河图洛书与五行之理法，认为河图主左旋即五行相生，洛书主右转即五行相克。

知识拓展：五德终始说

五行在先秦时期的概念是较为朴素和粗糙的，所想的仍然是实际的物，如水、火、土等，而不是以五者为名经过抽象了的，战国时期，阴阳学说与五行学说逐渐合流，形成一种全新的以"阴阳消息，五行转移"为理论基础的宇宙观，即世界是在阴阳二气作用的推动下发展和变化的，并时刻处于木、火、土、金、水五种物质相互资生、相互制约的不断运动变化之中，两种学说在哲学的范畴相结合，成为阐释宇宙、地理、历史等诸多范畴的思想柱石。齐学大家邹衍钻研并逐步完善了五行的抽象理论。邹衍用类推的方法，从小物推至无垠，从今世推至古代，并利用民间知识、信仰，加之自己的想象力，便产生了一个伟大的思想体系："土－木－金－火－水"五德终始系统。邹衍提出，宇宙万物与五行对应，各具其德，而天道的运行、人世的变迁、王朝的更替等，则是"五德转移"的结果，"邹子有终始五德，言土德从所不，木德继之，金德后，火德次之，水德次之"。此时的土、木、金、火、水已并非指五种具体物质本身，而是对五种物质不同属性的抽象概括，同时强调五行的相克关系。而所谓"行"者，运行之义也。故而，除了朴素的唯物观，五行还包含了另一个非常重要的观念，便是恒动的观念。阴阳家诸如邹衍之流虽然迷信，他们根本的学说却颇带有自然主义的色彩。阴阳消息，五行终始，都可以说是自然的现象：一德已终，不得不终；一德将兴，不得不兴；改正朔，易服色，都只是顺应自然的转移，并不是用人事转移天命。邹衍提出五德终始论的根本目的在于为当时的社会变革进行论证，警戒有国者的骄侈及其对于天子之位的希冀，这是邹衍历史哲学所在，但后来却被统治阶级利用来统治百姓的思想，及至汉代，统治者更加提倡五行学说与政权相连，以河图洛书为基础的谶纬书更是"帝王授命"的符瑞，也是天权神授的依据。这一阶段的思想家代表首推董仲舒，他将阴阳五行观念引入社会控制领域，并引申出了"三纲"观念与"五常"观，弥补了"五德终始说"缺乏社会控制的缺陷。他以五德终始说为蓝本构建起了"天人感应"学说，并对五德终始说的"符应"理论进行了初步的解释，使五德终始学说得到进一步发展。

第二节　阴阳辨识

阴阳学说是中医理论的基石，是中医学的理论工具和方法论。阴阳哲学思想即强调互补与共生，追求和谐与平衡；阴阳学说从朴素的唯物辩证思想发展渗透至中医学领域，阐释生命起源和本质、人体生理病理变化，其认识演变历时漫长，且随着社会环境不断改变，阴阳哲学思想指导下的中医思辨也需灵活理解运用。

一、阴阳思想内涵

（一）阴阳的抽象化与具体化——"抽象阴阳"与"具体阴阳"

从山南水北这个基本意义出发，我们给出了阴阳的一个描述性定义。然而抽象意义上的阴阳究竟是什么？《中医基础理论》（五版教材）定义是："阴阳，是自然界相互关联的某些事物和现象对立双方的概括，即含有对立统一的概念。阴和阳，既可代表相互对立的事物，又可用以分析一个事物内部所存在着的相互对立的两个方面。"《中医基础理论》（七版教材）的定义是："阴阳，是中国古代哲学的一对范畴，是对自然界相互关联的某些事物或现象对立双方属性的概括。"在最新的十一版教材中将阴阳定义为"阴阳的概念，属于中国古代哲学范畴，是对相关事物或一事物本身存在的对立双方属性的概括，既可表示相关联又相对应的两种事物或现象的属性划分及运动变化，又可表示同一事物内部相互对应着的两个方面的属性趋向及运动规律。"这是中医界目前比较公认的阴阳定义。

从上述定义来看，阴阳所描述的是一对事物、一对现象或者某个属性上的两个值之间的关系。元·朱丹溪《局方发挥》中曾说"阴阳二字，固以对待而言，所指无定在，或言寒热，或言血气，或言脏腑，或言表里，或言虚实，或言清浊，或言奇偶，或言上下，或言正邪，或言生杀，或言左右。求其立言之意"，朱丹溪认为，一切对待的现象，皆可用阴阳来描述，所以阴阳的内涵很丰富，问题是过于模糊，所指无定处，所以需要具体情况具体分析，搞清楚各个地方说的究竟是何种具体属性，不可混言。

故而阴阳可分为"抽象阴阳"与"具体阴阳"。抽象阴阳是一个更加哲学化的概念，可以用来描述各种对立统一的现象。张介宾《类经》对阴阳含义有一高度的概括："道者，阴阳之理也。阴阳者，一分为二也。"这里所说的阴阳，就是指"抽象阴阳"。"抽象阴阳"无法量化，也无法测量；无所不指，又无所实指。而具体意义上的阴阳，总是与具体的属性相关。具体的属性，是可以量化，可以测量的，在这个意义上说，"具体阴阳"是可以量化的。

（二）阴阳的空间化——"空间阴阳"

空间，也就是方位，是中医里面一个很重要的概念。中医是天、地、人三才合一的大道。其中的天，就是四时、寒暑、昼夜等，偏向于时间因素；地，就是方位、水土、山泽、物产等，偏向于空间因素。中医的时空观，是时空统一的时空观。中医时空的相应，就是气的相应，也是阴阳的相应。"方以类聚"，在中医里，东方、左、春天、上午、温是一类东西，都可以用"木"来表示；南方、前、夏天、中午、热是一类东西，都可以用"火"来表示；西方、右、秋天、傍晚、凉是一类东西，都可以用"金"来表示；北方、后、冬天、半夜、寒是一类东西。刘力红在《思考中医》里曾言："中医治病的真实境界其实就是利用药物的不同属性来模拟不同的方，不同的时间、空间。时间可以用药物来模拟，空间也可以用药物来模拟。治疗疾病就是方的转换，就是时空的转换，将人从不健康的疾病时空状态转换到健康的时空状态。"刘力红此处见解颇有见地。

于空间位置论阴阳，具体可分为四种阴阳关系：①论左右之阴阳，一般以左为阳，右为阴。如"左右者，阴阳之道路也。"又如"阳从左，阴从右"。②论外内之阴阳，一般以外为阳、内为阴。如"夫言人之阴阳，则外为阳，内为阴。"为何外为阳、内为阴呢？《说文解字》云："阴，闇也。水之南、山之北也。"③论上下之阴阳，一般以上为阳，下为阴。《淮南子》言："道始于虚霩，虚霩生宇宙，宇宙生气。气有汉垠，清阳者薄靡而为天，重浊者凝滞而为地。清妙之合专易，重浊之凝竭难，故天先成而地后定。"④论前后之阴阳一般以前为阳，后为阴。再换个角度说，阳性急，阴性缓；阳动速，阴动缓；阳倡其始，阴成其终。故居于前面的一般属阳，居于后部的一般属阴。

（三）阴阳在中医学中的哲学内涵

阴阳属于中国古代哲学范畴中的一个概念：认为世间万物分阴阳，阴阳互根互用。用现代哲学观点看，阴阳是关于对立统一事物的一种朴素指称。运用到中医中，有阴阳辨证之说，且为"八纲辨证"之首，阴阳辨证统率其后的六辨，且一般把"热、表、实"归属阳，"寒、里、虚"归属阴；具体到中医诊治疾病，需要进一步通过症状、主诉、局部病变特征及生化检查指标来辨证是阳证还是阴证，还是阳中有阴、阴中有阳等；大致上，阳证多实多热，病程短，症状显著，相应的治则多以泻为主；阴证多寒多虚，病程相应较长，宜温、宜托、宜补；此外还有"气为阳，血为阴"之说。把阴阳与十二经相联系，则得到阳经和阴经的概念。根据阴阳虚衰程度的不同，又分为太阳经、阳明经、少阳经、太阴经、少阴经、厥阴经，简称六经，加上主全身阴阳的任督二脉，可称为四阴四阳。

二、数学优选法的理论内涵

（一）数学优选法原理

优选法是以数学原理为指导，合理安排试验，以尽可能少的试验次数尽快找到生产和科学实验中最优方案的科学方法，即最优化方法。实际工作中的优选问题，即最优化问题。阴阳可以用来描述事物、现象或者属性，而对属性的描述是最基本的。具体属性上的阴阳是可以量化的，也可以比较。阴阳是相对的，互为前提而存在，从这个角度上说，阴阳是一种特殊的二元关系。根据《离散数学》的定义：集合 A×B 的任一子集称为 A 到 B 的一个二元关系。设 A 为某个属性，则阴阳是 A×A 的一个子集，因此阴阳也是一种二元关系。我们可以用熟悉的大于（＞）和小于（＜）号来表示阴阳这个二元关系：用 a＞b 表示 a 相对 b 为阳，a＜b 表示 a 相对于 b 为阴。注意，a 和 b 必须是同一属性上的两个数值。比如二者都是温度，都是重量等。更深层次的研究可参考杨学鹏主编的《阴阳——气与变量》与孟凯韬主编的《阴阳五行数学及其在中医学上的应用》这两本书。

（二）优选法与中医研究

优选法对应的哲学思维为认清事物本质，在坚持两点论与重点论相统一的前提下进而抓问题的主要矛盾以解决问题，优选法在中医领域的应用即通过综合多个相关因素进行疾病分析，从而评价多个因素的对立面与统一面，进而选择解决问题的最优解，寻得最优解的过程可对应为中医辨证论治过程，即如何完善中医思辨体系，提高中医诊疗效率，建立中医思辨模型。

三、数学优选法思维下以阴阳哲学思想为基础构建中医思辨模型

（一）中医学对阴阳模型的模拟应用

中医学应用中国古代哲学中通过阴阳学说而表现出来的以象达意、象意归类和有限建模的方法来构建中医学的理论体系，其结果是中医学的理论体系表现为由一系列的既相对独立又相互关联的理论模块构成，每一个理论模块都相当于一个模型理论。这些模型理论有脏腑学说、经络学说、病因病机学说、诊法理论、辨证理论、药物的四气五味说、方剂之八法理论和在此基础上形成的各科临床理论等。

1. 脏腑学说　第一，以象达意。象是人体组织器官，意是人体各种生理病理现象的依据和根源。脏腑学说的核心之象，是五脏六腑和奇恒之腑，此外还包括一些辅助说明之象：精、气、血、津、液、皮、肉、筋、鼻、口、舌、目、耳、前阴和后阴等。这些象，一方面是我们可感知的象，即人体的组织和器官；另一方面又是达意之象，即从其组织器官所具有的主要功能之中抽象概括出来的范畴。第二，这些范畴形成之后，转而成为对人体全部生理和病理现象归类划分的标准，例如，把所有与血脉有关的生理病理现象都归心所主，所有的精神活动都归属于心。第三，这些范畴之间自一形成就存在相互关系，这些关系，有的明显而易被认识（如肝藏血），有些则潜隐而难被认识（如心与小肠相表里），但它们都是范畴之间可能的逻辑桥梁；利用这些关系，人们便可用这些范畴进行推理说明人体的生理病理机制，从而形成了一个可供具体说明生理病理现象的推理模型。中医学的达意之象的形成，以中国古代粗糙的解剖观察为基础，象意归类和范畴间的关系则从综合解剖观察、生命体验、临床观察和治疗经验升华等方面来得到；当解剖观察、生命体验、临床观察和治疗经验在逻辑上内在一致时，相应的具体的中医学理论原则或观点就会出现。需要说明的是，中医的脏腑学说古人称为藏象学说，藏者藏之于内，指内脏；象者象之于外，指症状、体征等外在现象；外在的症状与生命体征总会有其内在的脏腑依据，这是对藏象学说的诊断学解释，与上文所说的以象达意也不矛盾。

2. 经络学说　经络学说的"象"是人体的联络组织，其意是运行全身气血、联络脏腑肢节、沟通上下内外、调节体内各部分的通路。经络实质上是一个观念的通路系统，是对人体整体有机统一的概念表达，是通过对整体有机统一人体深入考察的思想或理论结果。这个系统具有如下特性：第一，以神经、血管、淋巴网络为基础；第二，与脏腑学说相适应；第三，有其自身的规律；第四，这个规律应当在体表有反应，这些反应既是经络自身的体现，又是相关生理、病理的反应点，因而也是诊断点和治疗点；第五，临床刺灸经验与这个观念系统统一。经络学说的范畴是十四经及其腧穴。这里的范畴归类纵横交错，有十二经归类、奇经八脉归类、十二经别归类、十二经筋归类、十二皮部归类、五输穴归类、八会穴归类、八脉交会穴归类和俞募穴归类等。

以上范畴之间的关系及其与脏腑学说的范畴之间的关系，共同构成一张经络学说的推理网络。这些关系，有的已经被揭示出来，成为中医临床的依据，有的尚未揭示出来，有待于人们在临床实践的基础上发现它们并验证它们，为经络学说的发展添砖加瓦。经络学说是在漫长的刺灸经验基础上形成的，实践的成功和实践经验的反复验证是这张思维网络有效的可靠保证。这一点从经络学说的先有腧穴后有经脉的发展过程可略见一斑。人之所以成为一个高级的有机整体，是因为大脑皮质将人体所有的信息整合并对人体所有的组织器官的功能进行协调控制。假设大脑皮

质系统有一个内在的与经络系统相对应的网络通路结构是合理的。一方面，当机体组织器官发生病理变化时，即将这种变化转变为刺激传入大脑皮质网络通路结构上相关的点，从而激发大脑皮质的相关功能并通过传出系统以使相关病灶进行自我修复，又使相应的体表经络、腧穴处于特定状态而反映病理变化的存在。另一方面，当与体表经穴相应的点的组织被刺激时，刺激通过神经传入系统而到达大脑皮质，激发网络通路结构中的相应的点而激发其相关功能，再通过传出神经系统而实现神经、体液调节功能，或者改变病灶局部的内环境，或者调节局部组织、器官、系统乃至整个人体的功能状态而实现治疗和保健作用。由于大脑皮质本身对传入的信息必然要进行整合，所以腧穴与疾病的关联反应和刺激腧穴所引起的传入－传出不是一对一的简单反应，而应当是一对多的复杂反应，这正好是解释疾病的多穴位反应和解释穴位的多功能状态的依据。

3. 四气五味说　四气之象，本是一年四季气温之象。一年之中，春温、夏热、秋凉、冬寒，地球上的所有事物，尤其是有生命之物，都受其陶冶，适应其节律，而使之成为自身之本性。中药的取材范围几乎囊括所有的自然存在物，但其主要还是植物、动物等有生命之物。中医学受中国古代哲学天人合一大思想的影响，潜在地认为天地是一大天地，人身则是一小天地，所以自然界所有的存在物都对人体有某种药物作用。当然，所有的自然存在物也会禀有四季之气性，或偏温，或偏热，或偏凉，或偏寒。于是，温热寒凉就成为标志事物气性的范畴，其所概括的意义是事物各因其适应四季而形成之特殊的内在规定性。另一方面，温热寒凉是阴阳最直接的表现：阳则温热，阴则寒凉；阳盛则热，阴盛则寒；病热可用阴寒去消解，病寒则可用阳热对抗。故而温热寒凉可用于对药物功用的解释和说明，成为概括存在于药物内部的那种可以实现热者清之、寒者和之的规定性的范畴。五味是药物的本有之象。任何药物，入人之口，都不可避免地要刺激人的味觉器官而产生味觉。辛、甘、酸、苦、咸是五种最常见的味觉，中国古人认为药物的功效作用当与药物的味有关，故将辛、甘、酸、苦、咸升华为范畴，以达药物何以能治病之意。

如何确定药物之气性？如何确定五味各自之药理功效？中医学是通过三个途径来实现上述两个确定的。第一，生命体验。神农尝百草的传说说明在人体健康条件下试食某药物，可使人体验其寒、热、温、凉之气性，可使人体验到其或辛，或甘，或酸，或苦，或咸之味的功用；在历史的长河里，我们的祖先通过多人多次的反复体验，终于将常用药物的气性和常见药味的功用确定了下来。第二，临床实践。通过在人体疾病条件下对药物的使用，医者客观地具体考察验证其所使用药物的气性和其所具有的味的功效。经过数千年的临床经验总结，中药本草学的发展标志着中药学对越来越多的具体药物的气性和味的药用功效的确定，而且在味的药用功效方面给出了一些规律性的总结：辛能散能行，甘能补能缓能和，酸能收能涩，苦能泄能燥能坚，咸能下能软。第三，约定俗成。在四气五味学说成为中医学说明药物的功用理论后，随着临床实践的发展，后世医家又往往依据具体药物的功效和临床应用来规定一些难以确定其气性和实际味与功效不符的药物的气性和味。需要说明的是，这第三种情况并非简单的逻辑上的循环论证，而是一种使理论与实际统一的努力，因为这种途径的使用有严格的条件限制。

中医学关于四气五味的药物学理论，并不是从逻辑上推出来的必然的普遍性理论，而是从经验中总结出来的可能性规范，而且要不断地在实践中依据具体情况具体分析的原则来丰富和修正这种理论。虽然如此，在临床中现有的中药学理论依然是最有效、最有启迪性和最方便地使用中药的工具，因为中医临床实践远远跑在了现代药物学理论的前面。在新的更有效更便捷的药物学理论出现之前，我们还可暂且依靠这种理论来使用中药，并且沿着既有的方向和道路继续向前，而不至于中断了独特的医学实践和独特的原创医学理论的延续。

（二）关于中医阴阳模型思维的讨论

模型思维也就是模型推理。模型推理有两个要素，一个是范畴，一个是范畴之间的关系。模型推理的合理性和可能性存在于范畴的真实性和范畴间关系的普遍性大小之中；范畴本身的抽象程度越高，其普遍性越大，其推理的可靠性和必然性就越大。利用范畴和其关系推理在思维过程中是经常的，康德对十二范畴的逻辑分析，就包含了对这种推理的合理性的哲学论证。康德的十二范畴及其关系是范畴及其关系的最高理论形态，因而是模型推理的最高表现和最后依据。中国古代的模型思维与理论模型既是阴阳五行学说的直接存在形式，又是从阴阳五行学说中引申发展出来的一种普遍的方法论。阴阳五行学说是中国古人的辩证而科学的世界观的理论表现形式。所谓科学，就是用人的理性从世界自身中去寻找对世界的解释而不是纯粹从人的理性或从世界之外的原因来解释世界。所谓辩证，是指用普遍联系、运动、变化和发展的观点来看待世界是怎样的哲学观点。辩证法是自哲学一产生就被哲学家们普遍承认的哲学真理，纵使在那些反对辩证法的哲学家那里，我们也不可避免地发现他们使用辩证法方法论的痕迹。从哲学史的角度看，虽然中国古代辩证而科学的世界观有其历史的局限性，但从总体上看是正确的。因此，阴阳五行学说所体现的模型思维方法和从中引申出来的模型思维方法论也具有相同的认识论性质。

阴阳学说的基本范畴是阴阳。阴阳范畴是对世界普遍存在的辩证方式的反映，阴阳也体现对立统一规律，是抽象程度很高的范畴，且阴阳范畴之间的关系就是普遍性最大的关于世界辩证存在的规律，因而，可以说阴阳的模型思维具有完全的必然性。阴阳之间的辩证关系是必然关系，是放之四海而皆准的普遍真理。作为符号系统，阴阳、八卦、六十四卦具有必然性，但这种必然性还是抽象的必然性，如果不与具体事物现象相联系，这种合理性和必然性就没有具体内容，就是一种意义空泛的必然性。只有当其与具体事物或现象的过程相关联时，才获得其实际内容，成为一种可理解的因而才具有现实意义的必然性。但是，如何使阴阳的抽象必然性与具体事物现象相联系，却没有简单的方法可以套用，只能具体问题具体分析。在这方面，中医学对阴阳学说的直接和间接模拟应用，可以说是提供了一个比较成功的范例。

中医在辨证施治过程中，证同则治同，证异则治异；病异而证同则治同，病同而证异则治异。这表现出来的不是不确定性，而是一种可以把握的确定性，只不过确定的标准是证而不是西医学的病罢了。与西医学以病为标准的做法相比，两者不过是在不同的标准下各自追求确定性而已，不能说一个是确定的，而另一个是不确定、任意的。中医在辨证施治过程中，有时会用到阴阳五行推理，但这种推理并没有使得辨证施治过程成为一个不确定的过程。

第三节 五行同构

在多学科视野下应用控制论原理和方法探讨五行生克制化的科学内涵及其所反映的生命规律，揭示中医学理论的实质，发现其科学价值。五行的相生相克，可视为信息的输入或输出，是控制系统和受控对象之间"促静"和"促动"两种相互矛盾信息的相互作用。五行生克是信息的多路多级控制，任何子系统都可对其他四个子系统发生或接受生克两方面影响。五行系统五个子系统之间的联系"如环无端"，构成了闭合回路，各行之间作用有生有克，是一种内稳器模型。此间研究为中医学理论体系的科学研究开辟出一条新的发展途径。

一、五行生克制化的动态平衡系统

五行提倡一种相互关联，关联并且有一定秩序的思想，如果运用系统科学哲学的观点看，一定要把五行的存在论思想按照现代思想区别为本体论、认识论和方法论的话，可以把五行思想的本体论、认识论和方法论思想之精髓总结如下。

五行思想的本体论，是一种关系加结构的生成本体论。结构的节点有五种力量，结构构成的关系有顺行的相生过程，也有侧向的相抗相侮过程，两种相生相克构成了本体意义上的存在与演化。在本体的层面，我们可能还需要进一步搞清两个问题：关系与结构的关系，以及在五行的流动模式里，流动的是什么。按照中国古代思想，应该流动的是与阴阳有关的气。如在木的阶段，流动的气应该与木的性质和动力学有关，其他也是如此，特别是在木、水、金等的变化节点，气的变化是什么？五行思想的认识论，是着力挖掘的联系和流动的有秩系统认识论。在其中联系和流动的方向的分析最为重要，它既能以每一个方位或元素为中心认识其上和其下的关系与方向，又能以系统整体为统观，看处于系统中的整体流动之秩序和方位。五行的方法论，是寻找相互作用及其流向方向的，可以相对量化的方法论。这与复杂网络的现代研究有异曲同工之处。

中医学中的五行学说，主张获得对世界的体会不能离开感性事物的"物象"，要求在经过抽象和概括而获得普遍意义的直观"意象"中领会事物本身，即所谓的"观物取象"。其重视事物的性质、功能、作用和关系，而不是事物构成的元素和实体；研究的对象不是以物为中心的世界，而是以人为中心的世界，充分体现了天人合一思维模式。总之，阴阳五行学说作为中国古代的思辨思维和有机自然观，包含着十分可贵的思想，它蕴含的一些合理内核对现代自然科学发展在一定程度上会发挥作用。

二、控制论的理论内涵

（一）控制论的概念

控制论是 20 世纪 40 年代迅速发展起来的一门关于动物和机器中控制和通讯的科学。控制论的思想渊源，可以追溯到古代和近代生产控制、自动化技术和通信技术工程。《黄帝内经》提出五行学说生克理论，说明了世界上一切物质的依存和制约的反馈关系。现代科学技术的发展，日益出现整体化的趋势，在高度分化的各门科学技术之间，越来越相互联系成为统一的整体，因而迫切需要横跨各个领域的控制论一类的理论和方法，来沟通各门科学技术之间的联系，特别是医学，面对"人"这样一个复杂的有机体，它既有生物学属性，又有社会学属性。在分析研究的基础上，要综合认识人体各系统、各器官、各组织之间的关系，甚至是细胞也非独立，即某一局部作用，只能通过整体才能显示出其功能（或原孤立时所没有的功能）。要防止孤立地认识事物，甚至在研究中以还原论的分析方法得出"盲人摸象"的错误结论。

（二）控制论与中医五行研究

中医治疗疾病的特点在于整体调节。如反馈原理与脏腑关系、同构理论与五行学说等，实为中医学最早控制论思想及其应用。

1. 反馈原理与五脏生克的关系 中医学的肝、心、脾、肺、肾。相应为木、火、土、金、水。根据五行相生相克的理论，一脏多能，从而提出一脏有病辅以他脏治疗。如肝属木、肾属水，肝脏有病临床证明，可以疏肝理气，辅以补肾，采用滋肾水以养肝木，取得了更好的效果。

2. 同构理论和五行学说 中医学家认为，"五行"的每一"行"都是运用同构理论，将人体内外环境系统中具有相似特征的事物连属起来，组成一个同构系统。这种同构系统是不同层次、不同类别因素的组合，来源于诸多的因素，都用五行相应性联系起来，如四季、气候、方位、五味、五色、皮肉、筋骨、感官、脏腑、情志等人体内外环境系统的不同层次。五行在人体中，如肝为脏属木，在人体归类：五脏为胆、五官为目、五体为筋、情志为怒、五声为呼、变动为握；在自然界归类：五音为角、五味为酸、五色为青、五化为生、五气为风、五方为东、五季为春等。尽管它们有相似的特性，毕竟不是同类的。五行学说分别属于五个不同的生理系统，具体表述人体与自然、脏与腑、脏腑与体表、五官、生理与心理等种种联系，从而体现了中医学"天人合一""形神统一"的整体观。

五行系统作为传导系统，通过生克制化的关系，是一种控制和反馈的联系，使人体五行系统处于相对的稳态。所以五行系统既是生理系统，又是病理系统。

（三）控制论视域下的中医五行自控内稳系统

1. 五行归类与同构理论 中医五行学说是古代自发的朴素的唯物辩证思想方法与医学实践相结合的产物。"五"指木、火、土、金、水五类事物，"行"是运动。中医将人体的脏腑分属于木、火、土、金、水五行，然后联系到季节、气候、方位、五味、五色、五官、五志、五声等方面，来说明一些生理现象和病理变化。这种用类比的方法进行概括和划分，与生物控制论的同构理论很为相似。同构系统即指状态相似可以类比模拟的一系列事物。五行学说把同一类的事物归属一个同构系统，而同一类事物内各种事物之间则是同位联系。如木系统包括"肝""东方""春季""风""酸""筋"等。它们联系的基础是与"木"相似的一些特性的类比。这种以类比原则建立的同构系统有两点含义。

（1）建立了人与外界环境相一致的整体观 《素问·宝命全形论》载："人以天地之气生，四时之法成。"表明中医学非常强调人体内外环境的统一，认为四时气候不同，人体也有相应的生、长、化、收、藏的生理改变，五脏各有当令之时，其经脉之气和脉象，四时也都不同。就机体的生理现象和病理变化而言，一日中的不同时刻也有不同。因此，同一个人患同样一种疾病，在不同时间和季节，治疗用药是不全相同的。

（2）在取类比象的前提下，进一步运用演绎法进行疾病的诊断和治疗，如《素问·金匮真言论》载："东方色青，入通于肝，开窍于目，藏精于肝，其病发惊骇，其味酸……是以知病之在筋也。"根据五行的分类，可以看出眼疾、惊悸等病证属于肝为病，进一步得知筋病也应从肝论治。由此可见，五行分类同构理论具有现实实践意义。

2. 五行生克制化与自调系统 按照生物控制论观点来看，五行生克制化展示出一闭合系统和具有反馈机制两大个人体自调系统模型的雏形。控制论认为，构成自动控制系统，必须是条件。五行自调系统的信息、程序、调节方式有如下几个特征。

（1）五行生克是动态信息 五行所分属的脏腑，并不是解剖器官，而是分别代表一组功能的综合概念，很近于控制论中的概念单元。五行各具有控制论相对孤立系统的特性：它受外界对它的影响，但这种影响只应通过特定的途径输入；它对外界施加影响，这种影响也只能通过特定途径输出。控制论所说的输入输出，指接受或发出信息而言。五行的相生相克，都可以视为输入或输出的信息，而且生克的途径是有规律的、特定的。五个同构系统对整体来说是五个子系统，对五个子系统存在的关系，见图 4-3。（"——▶"表示"相生"，"┈┈▶"表示"相克"）

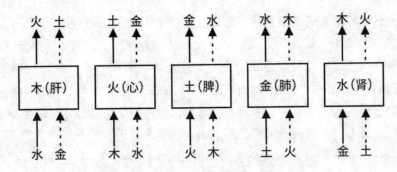

图4-3 五行生克制化信息过程

石寿棠《医原》谓之："生为长养，即是阴升；克为制化，即是阳降。然必阴先升而后阳乃降，亦必阳能降而后阴转升。"此言相生是长养，即是阴升；相克为制化，即是阳降。据《黄帝内经》阳杀阴藏、阳动阴静来判断，相生为长养，它为生命运动程序中的下一功能单位提供了能量储备，是一种传递促静信息的过程；相克为制化，是阳气下降的过程，它导致生命运动程序中的下一功能单位的能量损耗，是一种传递促动趋势的过程。以上表明相生和相克是相互矛盾的两种动态信息，是自动控制系统所必备的基本因素。《类经图翼》说："造化之机，不可无生，亦不可无制。无生则发育无由，无制则亢而为害，必须生中有制，制中有生，才能运行不息，相反相成。"其对生克意义的论述是很深刻的，说明控制系统和控制对象间，通过此促静和促动两种信息的相互作用，才能实现对整体的控制和调节，保持平衡。

（2）五行的多路多级控制 信息传递的输出通常有两种方式：一种是由输出系统发出的矛盾信息全部传给另一接收系统；另一种是由输出系统发出的矛盾信息分别传给不同的接收系统。信息的输入也有两种方式：一种是接收系统所输入的矛盾信息全部来自另一输出系统；另一种是接收系统所输入的矛盾信息分别来自不同的输出系统。五行的生克乘侮，各都有"生我""我生""克我""我克"四个方面。以木（肝）为例，则有水（肾）生木（肝），木（肝）生火（心），金（肺）克木（肝），木（肝）克土（脾）。故五行的信息都分别有"输出"和"输入"两种方式。以木（肝）为例，见图4-4。（"——"表示"相生"，"┈┈▶"表示"相克"）

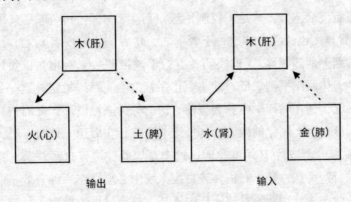

图4-4 以木（肝）为例的输入与输出系统

五行信息的输出部分所起的作用，是把集中后经过处理的信息加以分散；它的输入部分所起的作用，是把分散的信息加以集中相生相克信息都可在系统内传递，起到控制调节作用，表现为控制的多级性，这在控制论中称为多路控制。构成五行整体的五个子系统，各自都可参与信息传递。任何一个子系统都可对其他四个子系统接受或施以生克两方面影响，这种多路多级控制，中医学早已应用于治疗或预防疾病。例如"见肝之病，知肝传脾，当先实脾"，乃是因为"实脾专为制水，使火盛金衰，肝不受制，则肝病自愈"。

（3）五行因果程序指令　控制论把因果转化关系又称为程序。控制系统都按一定的因果原则进行工作，五行生克信息都明显表现为顺序性。如相生"始于肾，终于肺"；相克"始于肺，终于肾"。在五行信息传递过程中，控制系统向被控制对象发出信息，具有指使、命令的含义，称为指令。例如就信息论而言，水生木，表示水向木发出相生指令，金克木，表示金向木发出相克指令。从生克总程序来看，又表现为因果关系。如水是生木之因，木又是生火之因。木又是水生之果。各行间的生克都有此关系。从因果程序看，相生始于水，但水乃是由金而生；相克始于金，但金乃是由火而克。可见五行都包括于因果循环之中。

（4）五行生克反馈原理　所谓反馈，又可理解为"回授"，是指系统输出信息的全部或一部分又反向输入本系统而起着增减的作用。此时，控制系统与被控制对象之间可以相互作用，构成了闭合回路，此又称为耦合。耦合是由于有反馈回路才实现的，因此又称为反馈耦合。反馈的结果，如果有利于加强输入信息的称为正反馈；反之称为负反馈。负反馈在自动控制系统中起着重要作用。反馈调节是生物重要调节机制之一，中西医都应用它来解释生理现象。五行生克制化的过程具有反馈联系。构成五行整体中每一子系统都是信息源，也都是信息接收者，或者说每一子系统都是控制系统，也都是控制对象。五行的状态变换是闭合的，所以五行是反馈耦合。组成五行的每一子系统，同时发出或接收相生和相克两种相矛盾的控制信息，故五行反馈可有正反馈耦合与负反馈耦合两种形式。例如当某一子系统发出相生的信息，接到的是相生的信息时，则反馈作用是加强的正反馈。当某一子系统发出相生的信息，接到的是相克的信息时，则反馈是减弱的负反馈。如图4-5。（"——→"表示"相生"，"┈┈▶"表示"相克"）

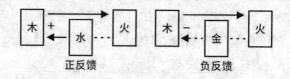

图4-5　以"木"为例的反馈系统

五行生克具有正负反馈调节，这是用控制论观点对生克制化的解释。《素问·气交变大论》谓："夫五运之政，犹权衡也，高者抑之，下者举之，化者应之，变者复之，此生长化成收藏之理，气之常也，失常则天地四塞矣。"这表明，五行学说强调生克制化是以负反馈为主，通过五行负反馈调节，保持人体阴阳平衡。反馈的主要作用就是能使系统稳定，这是良性结果。但反馈也有不利于系统的一面，这在物理学中称为振荡，医学称为恶性循环，此时表现为病理状态。以上用控制论观点分析五行生克制化的四方面特征表明，五行在表达人体时，把人体视为自动调节系统（又称自组织系统），当外界环境变化时，这个系统能够进行自我调节，重新组织自己，使其保持整体的稳态。所谓稳态，是指有机体或自控系统中必须存在一种有效机制，以纠正运动中任何偏离规定标准的状态，使运动沿着规定标准进行，这个过程叫稳态。从这个意义上讲，五行又是一个自动调节系统的数学模型的雏形。

控制论研究的是物质相互联系中一类特定的联系形式。五行学说是研究五类事物间的关系。它的整体观和动态学说，我们可以用控制论来对它进行分析。五行学说具有控制论中同构理论和自动调节系统理论的雏形。主要在于它是闭合变换和具有反馈机制。但是五行学说也有它的局限性，例如闭合循环论及五行并列和机械的不可变程序等，用控制论来分析这些局限，也可以使其暴露得更加清晰，甚而对寻求其改进途径有所启发。

【思考题】

1. 试述河图与洛书在五行与方位及数字的对应关系方面的区别，并分析出现这种区别的原因。

2. 试述"五德终始"体现的哲学思想。

3. 为什么说"辨识阴阳"是中医思辨的重要一环？

4. 从哲学角度出发试述"中医五行的自控内稳系统"的基本原理是什么，五行怎样通过自控以达到"内稳状态"？

第五章

整体联系

植根于中华文明土壤里的中医学，极为强调人体的统一性、完整性及其与外界自然、社会环境间具有密不可分的联系，形成了独具特色的整体联系观念。从整体认识局部，从局部探讨整体，系统论、全息、形神合一的观念均是中医学研究人体的重要方法。这些观念贯穿于中医学的各个环节，已完全有机地融入至整个体系之中。本章将从人身一体的整体角度来探讨中医对生命体系的认识。

第一节 人身一体

在中国传统文化的影响下，中医学强调整体观念，从元整体的角度来认知生命。作为中医学核心理论之一的藏象学说具有朴素的系统论思想，运用现代系统论的方法来分析中医学的生命观能更加贴切反映其根本特色，并可以为中医学乃至于整个医学的发展提供思路和方法。

一、系统论基本概念

系统论是研究系统的学问。在中华文明中早已经含有朴素系统论的萌芽，但现在科学体系中的系统论是指由贝塔郎菲在 20 世纪所建立的理论体系。至今为止，诸多学者对系统的表述不一，如"许多各种不同因素的复杂统一体""相互作用着的各种不同功能单元的总和""相互联系的诸元素组成的整体性复合体"等。但在各种表述中，共同的基本含义均指出系统是一种整体，而此整体具有以下特点：系统应包含两个以上的要素，各要素之间、要素与系统之间、系统与环境之间存在相互作用。整体的性能不同于各要素的性能或其相加和。系统是包含相互作用的若干要素并有确定性能的整体。

二、中医学中的系统论思想

作为世界上唯一的没有出现明显断层的文明，中华文明中蕴含着许多优秀的特质，它们对我国政治、经济、文化、科技等各个方面均有着深远的影响。由于深受中华文明中朴素系统论思维的影响，中医学对人体的探讨植根于其整体性，对医学的探索始终以整体观念为其根本出发点之一。中国先贤在对自然事物及人类繁衍生息进行的系统观察和深刻思考中均体现出了系统论中分化式思维的特点。就创世神话来说，中国传统文化认为宇宙本为混沌状态，是在盘古开天辟地之后才划分出了天与地，进而衍生出了世间万物。在我国诸多的重要文化经典中亦有同样思想，《易·系辞上传》记载"易有太极，是生两仪，两仪生四象，四象生八卦"，《道德经》提出"道生一，一生二，二生三，三生万物"等论述均体现出了该观点。受此影响，中医学强调对人体的研究必须根源于整体特性才能更为真实地反映出其本质特点。因而中医学将人体看作是一个整体来探索，人体之内的各个脏腑组织器官均由整体分化出来，此观点亦被称为元整体观。中医学从分化式系统的角度来探索人体，对其认识具有显著的分化式整体的特点。与组合式整体不同，中医学更加强调整体的不可分解性。整体本身是本原的、先天的，不可分解，不能脱离整体将其分解为各个部分来研究。人体包含的各子系统是由整体分化产生出来的，一旦把整体分解为各个部分，不仅整体不能存在，而且各部分也不能单独存在。基于此，中医学逐渐形成了许多基于整体论，又超出整体论一般发展水平的思想，即朴素的系统论思维。作为中医学理论体系中重要组成部分的藏象学说，其基本观点及具体运用均能体现出典型的系统论特点，虽不能完全等同于现代系统论，但其中的某些重要思想与之相通。

由于中医学具备系统论特质，故用系统论的方法探讨中医学是一个较为契合的切入点。首先倡导从现代系统论角度来研究中医学的是我国著名科学家钱学森先生，他明确地提出：科学研究已经从"分析时代"转到"系统时代"，"人体科学一定要有系统观，而这就是中医的观点"，并在多种场合反复强调和阐述这一思想。受此观点启发，现在有很多学者从系统论的角度来研究中医学理论，以期为医学将来的发展提供更加适合的思路和手段，这也将会成为今后研究的方向之一。

三、从系统论探索中医以五脏为中心的生命体系

由中华文明中孕育而生的中医学理论体系具有典型的系统论思维，而从系统论的角度探讨中医学研究生命体系的理论、方法和特质可更好地体会中医学的内在本质及其特点。中医藏象学说是中医学对人体进行系统深入分析的核心理论，它所研究的并非仅是具体的实体五脏及其相联系的各组织器官与功能，而且强调了各子系统本身各组成元素之间及元素与系统之间、系统与系统之间，乃至于系统与环境之间等复杂的联系，这些都属于系统论的重要特点。藏象学说的称谓能很好地体现中医学系统性的特征。藏象是人生命运动内在过程与外在表现的统一体，具有内外统一关联的系统特性。藏与象具有统一性，有诸内必形诸外。"藏"藏于内，不可直接观察，是人生命运动的内在过程，其正常与否是分析健康与疾病的核心内容。"象"现于外，可直接观察，是人生命运动的外在表现，藏的正常与否可通过对象的观测而加以反映。根据象变的情况来诊察藏变的性质和状态，这是中医学重要的研究方法。

中医学以五脏为中心对人体进行探讨的思想与中华文明中的五行学说有着根本联系。"五行"一词早在《甘誓》就有记载："有扈氏威侮五行，怠弃三正。"中医学中所运用的五行学说，其概念发展形成与上古天文学知识，"五方"观念，"五材"说等有着密不可分的关系。植根于中华传统文化的中医学把五行学说引申到对人体的探讨之中，将人体这个元整体细化分为五个以五脏为中心的子系统。中医学奠基之作《黄帝内经》中所论述的藏象学说就已经将此特点系统的展示了出来，该理论通过对人体表现于外的生理、病理现象的观察，来探求人体内部各脏腑组织器官的生理功能、病理变化及其相互关系。藏象学说里蕴含了中医学从系统性来认识人体的独特思维方法，依据"有诸内必形诸外"的原理，运用"司外揣内"的法则，通过人体反映于外的征象来思考人体内的脏腑变化。藏象学说中，中医学以肝、心、脾、肺、肾五脏为核心将人体之各组织器官、形体结构、精神情志等进行系统分化而归属于五个子系统。这五个系统内部各元素之间具有相互联系，各子系统之间具有相互联系，各子系统与人体这个整体间具有相互联系，各子系统与外界环境间亦有相互联系。如《素问·六节藏象论》提出"心者，生之本，神之变也，其华在面，其充在血脉，为阳中之太阳，通于夏气。肺者，气之本，魄之处也，其华在毛，其充

在皮，为阳中之太阴，通于秋气。肾者主蛰，封藏之本，精之处也，其华在发，其充在骨，为阴中之少阴，通于冬气。肝者，罢极之本，魂之居也，其华在爪，其充在筋，以生血气，其味酸，其色苍，此为阳中之少阳，通于春气"，就是从五个以五脏为中心的藏象系统来进行讨论之典型实例。中医学所研究的藏象切不可简单等同单独的解剖器官，而是应将与之相关联的一切事物均归属于其中。如前面所述《素问·六节藏象论》之条文，中医学所论之心应理解为心系更为恰当，包括涉及人体内部与之相联系的神、面、血脉等，并且明确指出该系统与外界季节之夏时通应。另外，在中医学五行体系中，与心系相应的还有五音之徵，五味之苦，五色之赤，五化之长，五气之暑，五方之南，五行之火，六腑之小肠，五官之舌，五液之汗，五志之喜，五声之笑等。同理，其他四个系统的关系类推。

中华文明中的五行体系不仅仅指木、火、土、金、水这五种具体物质，更强调了其运动变化，而其中所包含的五行间的生克制化关系更是具有典型的系统性特点。正是这种维持整体稳定发展的相互关系推动了世界万物的繁衍生息，所以中医学将之用于探讨人体生理、病理及诊治的规律性。《素问·六微旨大论》提出"亢则害，承乃制，治则生化"。人体以五脏为中心的五个子系统之间有相互资生、相互制约的关系，从而维持着人体的生理平衡，而且这个平衡态是动态的、相对的，而不是绝对的。相生方面为各系统间相互资生、促进的关系即"母子关系"，如肝木之藏血可以济心而使火有所主，心火温热可助脾土之健运，脾土之健运可以益肺金，肺金清肃下行可以助肾水，肾藏之精可以滋肝血，通过以上相互促进之关系最终使人体保持健康稳定之状态。若其中某一个子系统出现异常，就有可能导致系统间的稳定维系状态被破坏而出现"母病及子"或"子盗母气"的病理状态。相克方面为各系统间相互制约、克制的关系，如肾水克火而使心火不亢，心火克金而使肺之清肃不会太过，肺金克木而使肝阳不亢，肝木克土而使脾土不壅滞，脾土克水而使肾水不泛滥，相克关系可使每一个子系统都受到一定的制约而不至于生发太过。正是这种"生中有制""制中有化"的相互关系使任何一个系统均受到其他系统的不同影响，而该系统又可以通过不同的方式来影响其他系统，最终可以使人体维持稳定的生理状态。如《金匮要略·脏腑经络先后病脉证》所论"五脏元真通畅，人即安和"。如果某种因素引起其中某子系统的异常，该子系统会通过"生、克"的通道影响其他各子系统；而其他各子系统的变化，亦可通过"生、克"的通道反过来影响首先发生异常的这个系统，使其恢复原来状态。其结果是，即使没有外来因素的影响，只是依靠各子系统自身内部的相互作用，就能有效地克服一定程度上的异常变化，使五个子系统在整体上保持相对稳定的状态。一旦受到病邪因素影响超出了系统间自我调节能力之范围，就会产生疾患。而在治疗的时候依然可以根据这种生克制化规律使人体再恢复正常。如，《金匮要略·脏腑经络先后病脉证》篇记载："问曰：上工治未病，何也？师曰：夫治未病者，见肝之病，知肝传脾，当先实脾，四季脾王不受邪，即勿补之；中工不晓相传，见肝之病，不解实脾，唯治肝也。夫肝之病，补用酸，助用焦苦，益用甘味之药调之。酸入肝，焦苦入心，甘入脾。脾能伤肾，肾气微弱，则水不行；水不行，则心火气盛；心火气盛，则伤肺，肺被伤，则金气不行；金气不行，则肝气盛。故实脾，则肝自愈。此治肝补脾之要妙也。肝虚则用此法，实则不在用之。经曰：'虚虚实实，补不足，损有余'，是其义也。余脏准此。"这段原文能很好地体现中医学在治疗上对生克制化关系的具体运用。即"上工"临床用药需要综合考虑，既要从肝论治又要从肝与其他各系统间的生克制化规律论治而进行组方，最终从整体上治疗病证。不仅是药物治疗上需要以之为指导，中医学"以情相胜"的理论同样也具有系统性特征。《素问·阴阳应象大论》提出"悲胜怒……恐胜喜……怒胜思……喜胜忧……思胜恐"。生理上，通过自身的情绪调整，可使人保持稳定的良好心态，"形与神俱"则健康而无病。病理上，内伤七情则会使人致病。中医学常引用"以情胜情"的理论，调节失控之情志以恢复健康。如《儒门事亲》记载："又闻庄先生者，治以喜乐之极而病者。庄切其脉，为之失声，佯曰：吾取药去。数日更不来，病者悲泣，辞其亲友曰：吾不久矣。庄知其将愈，慰之。诘其故，庄引《素问》曰：惧胜喜。"《晋书·乐广传》记载："尝有亲客，久阔不复来，广问其故，答曰：'前在坐，蒙赐酒，方欲饮，见杯中有蛇，意甚恶之，既饮而疾'。于时河南听事壁上有角，漆画作蛇，广意杯中蛇即角影也。复置酒于前处，谓客曰：'杯中复有所见不？'答曰：'所见如初'，广乃告其所以，客豁然意解，沉疴顿愈"，此二则均属以情胜情之实例，是为后世学习之典范。

除了上述联系，人体各功能的正常维持需要多个子系统的协同作用才可完成，这也属于系统性的体现。如有关饮食物的代谢，《素问·经脉别论》篇就记载"饮入于胃，游溢精气，上输于脾。脾气散精，上归于肺，通调水道，下输膀胱。水精四布，五经并行，合于四时，五脏阴阳，揆度以为常也"，非常详细地论述了在饮食物进入人体之后各个子系统是如何通过协同作用而共同完成代谢功能的。人体之气、血、津液的生成和运动等生理功能亦然。反之，在病理上，一种疾病的产生亦会与多个脏腑系统皆有关系。如《素问·咳论》就有"五脏六腑皆令人咳，非独肺也"的论述及陈修园"是咳嗽不止于肺而亦不离于肺也"的阐释，可谓是中医学中系统论思维之具体范例。

中医学内天人相应的理论即表明必须要将人体看作为一个开放性的系统。如《素问·六微旨大论》有"非出入则无以生长壮老已，非升降则无以生长化收藏"之论述，《金匮要略·脏腑经络先后病脉证》亦有"人禀五常，因风气而生长"的记载。除了可以从系统论角度来分析人体五脏各系统间的相互联系之外，中医学所探讨的藏象系统亦极为重视系统的开放性。而官窍在维持人体内部与外界环境之间的沟通联系中起着非常重要的作用。在藏象学说中，中医学提出肝开窍于目，心开窍于舌，脾开窍于口，肺开窍于鼻，肾开窍于耳及二阴。目之视觉，舌之味觉及语言能力，鼻之呼吸及嗅觉，耳之听觉，饮食物通过口进入人体，前后二阴之排泄废物均是人体保持与外界沟通的重要方式，正是这些方式和过程共同构成了一个稳定、持续的与外界进行信息、物质及能量等交换的重要体系。在这个体系中人体系统通过接受一定的外界环境反馈并不断进行修正为主要方式，保证人体能达到维持生命系统稳定发展这个目标。此即中医学理论中核心之一——天人相应的整体观，由此可见中医学将人体视为一个以五脏为中心构建的开放的生命体系。人体系统的开放性除要在生理上重视之外亦要体现在对疾病的认识上。中医学治疗之中有"三因制宜"的原则，其中因时、因地制宜均能体现在治疗时必须要重视外界环境与人体间相互影响的思维。如《素问·五常政大论》"必先岁气，无伐天和"，《素问·六元正纪大论》"用寒远寒，用凉远凉，用温远温，用热远热，食宜同法，有假者反常"等论述均属于其中的重要观点。

在中华文明的土壤中，我国孕育出了具有典型系统论特性的以五脏为中心的生命体系。若能进一步从现代系统论观点来研究中医学，可对今后医学发展提供一个重要方向。

第二节　局部反映整体

对人体的研究离不开整体和局部的关系，整体可认知局部，局部亦可反映整体。相对而言，系统论具有宏观特点，而全息学则更具有微观特点。中医学中对的舌象、脉象的观察就是运用全息观点认知生命的典型例子。

一、全息的基本概念

全息的概念来源于物理学。全息理论指出宇宙是一个不可分割的、各部分之间全息关联的统一整体，任何一个部分都包含着宇宙整体的信息，与宇宙全息相对应。即每个部分都包含着整体的全部信息，事物的全息性表现在具有时空四维性上。此理论同样适用于对人体的研究。

二、全息生物学理论

在 20 世纪 80 年代，全息从物理学的全息照相技术引入至生命科学之中，发展出了全息生物学这一学科。在此基础上我国著名生物学家张颖清教授结合中西医学理论及宇宙全息律、生物全息律、时间全息律等规律应用到医疗实践中，构建了全息医学的基本框架。全息医学从时间、空间上四维、形象地表现了事物的整体特点及与不同层次结构的，在某种程度上代表事物整体特性的全息元特点。该学说研究生物部分与整体、局部与局部之间的全息对应性，揭示相关部位有序的全息分布形式。每个独立相关部位都可以看作是一个全息胚胎，胚胎细胞处于低级并且功能相似而组成全息元。所谓全息元是指在一个生物体中，具有一定形态和基本功能的结构单位，其功能或结构与周围的部分有相对明显的边界并含有整体信息的部分。全息元作为整体的一部分，其含有代表整体特性的信息，而且全息元的级越高，全息元与整体的联系就越密切。每一个整体均可以分为无限级的、不同层次的全息元，使得整体成为一个开放的、微观化的系统。生物学特性不完全相同的各部位的分布结果使全息元在不同程度上成为整体信息的缩影，即胚胎缩影，并且各个全息元之间也在不同程度上是相似的，这一规律称为生物全息律。医学以此为出发点，对人体的生理、病理状态进行研究即发展出了全息医学这一分支。

三、中医学的全息思想

中华文明中蕴涵着丰富的全息思想，作为中医学理论基础的阴阳学说、五行学说等已经包含了全息的思想。阴阳学说从阴气、阳气的关系来研究自然与人体，五行学说从木、火、土、金、水这五种要素来阐述自然与人体，这些从局部来研究整体的思想均体现出了一定的全息特点。全息一词虽然在中医学文献中并未专门提出，但是中医学由外象推本质，由局部测整体的思想就是全息思维。如《医学心悟》中所提道的"见微知著"就与之非常吻合。全息理论从整体与局部的关系作为切入点来研究人体所包含的生理、病理、心理信息等，体现出局部所显现的信息是整体信息的浓缩，从微观之处可以探知整体状态，这种思想与中医学的整体观是一致的。中医学整体观体现了中医学对于人体本身的统一性、完整性及对人与自然具有密切关联等基本特点。《素问·八正神明论》中"月始生，则血气始精，卫气始行；月郭满，则血气实，肌肉坚；月郭空，则肌肉减，经络虚，卫气去，形独居"体现了"天人相应"的全息思想。《灵枢·海论》篇中"黄帝问于岐伯曰：余闻刺法于夫子，夫子之所言，不离于营卫血气。夫十二经脉者，内属于腑脏，外络于肢节，夫子乃合之于四海乎。岐伯答曰：人亦有四海，十二经水。经水者，皆注于海。海有东西南北，命曰四海。黄帝曰：以人应之奈何？岐伯曰：人有髓海，有血海，有气海，有水谷之海，凡此四者，以应四海也"，从人与自然的关系来探讨，将自然界东南西北四海与人体脏腑器官相比拟，亦突出了天人相应之整体观念。这些思维方法直接、间接地注重整体上的研究，重视局部与整体的关系，运用归纳法总结代表整体、局部的共性和规律，也就是全息理论中对相同层次之间全息元的生物学特性及不同层次的全息元与整体之间的生物学共性的研究，均是中医学全息思维的体现。全息理论不仅能在"整体"里寻找浓缩信息的"局部"，同时也可运用它们之间存在的信息对应性反向寻找"局部"所隶属的"整体"。而"整体"与"局部"的信息变化存在"同步性"或"成比例性"。同步性指两个系统相应的信息变化速度基本一样；成比例性指相应的两系统信息变化速度不一致，但各相应信息之间的变化速度比值基本恒定，这个恒定的比值大小具体由系统特性决定。具体运用到研究人体，中医学认为整个人体像制图一样被精确地投影到该机体的某一部位上，这种全息图可再现出整个机体。如中医运用的脉诊、舌诊、目诊、耳诊、面诊、手诊、足诊等诊断方法及足疗、耳针等治法均属其具体体现。

四、从全息的观点窥探中医学舌象、脉象奥秘

（一）全息与中医学舌象

舌诊是中医诊断学的重要组成部分，是指医者通过观察舌象变化来诊察疾病的方法。其可作为反映脏腑生理病理状态的灵敏标尺，是中医学最具特色的诊法之一。中医师通过观察舌象这一局部情况以了解对应着的功能变化。中医学认为，舌诊的依据和舌与机体各脏腑经络之间有着密切联系。《灵枢·脉度》言"心气通于舌，心和则舌能知五味……脾气通于口，脾和则口能知五谷"。从舌与各脏腑经络的关系来看，舌为心之苗，手少阴心经之别系于舌本；舌为脾之外候，足太阴脾经连舌本，散舌下；足少阴肾经夹舌本；足厥阴肝经络舌本；手太阴肺经之别上出缺盆，循喉咙，与舌根相连；足太阳之筋其支者别入结于舌本；足少阳之筋入系舌本。因此，若机体内部发生病变，便会在舌体上有相应的反映。《素问·刺热》"肺热病者……舌上黄"，《灵枢·经脉》"脾足太阴之脉……是动则病舌本强"，《灵枢·五阅五使》"心病者，舌卷短"，都是对脏腑病变与舌象改变相应关系的论述。舌通过经络与五脏六腑构成了局部与整体的有机联系，故舌象能反映出整个人体五脏六腑的生理、病理征象，具有典型的全息特点。舌诊图，见图5-1。

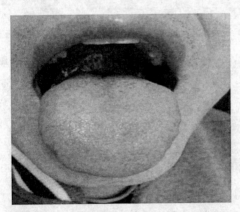

图5-1　舌诊图

舌象与人体之脏腑经络、气血津液间有着密切的关系。虽然舌象主要反映心之盛衰，但中医学将其也划分出了具体的区域以对应人体之五脏。舌尖对应上焦心肺，舌体中部对应中焦脾胃，舌根对应下焦肾，舌边对应肝胆。临床诊病时，医师可根据舌之特定区域的改变以推测相应的脏腑病变，为确定病变情况提供依据，此诊法蕴含着典型的全息特点。诊察舌象的变化判断能全身脏腑气血的状态。如通过观察舌色的淡红、淡白、红、绛、青、紫等变化能分析出机体寒热虚实之情况。舌体的荣枯、老嫩、胖瘦、点刺、裂纹、动静姿态等表现可反映出机体气血阴阳的盛衰。舌苔亦是舌象的重要观察指标，可反映出机体内在情况。舌苔是舌体上附着的一层苔状物质。正常的舌苔由胃气及津液上蒸而成。病理舌苔，则由胃气夹邪气上蒸所致，有苔色苔质等变

化。章虚谷言："舌苔由胃中生气以现，而胃气由心脾发生，故无病之人，常有薄苔，是胃中之生气，如地上之微草也，若不毛之地，则土无生气矣。"舌苔之白、黄、灰黑等颜色变化，厚薄、润燥、腐腻、剥落等质地及形态变化可反映病位之深浅、疾病的性质、津液的存亡、病邪的进退、胃气的有无等信息。舌下静脉与脏腑、经络、气血亦有密切联系，能真实地反映一些内在病理变化。因该脉络具有较为浅表、显露的特点，便于观察，中医学常用于诊断体内瘀血的情况。中医学综合以上舌象的变化，可对机体情况有整体把握。虽没有明确的提出"全息"二字，但这些均是典型的局部反映整体的全息理论的体现。

（二）全息与中医学脉象

从中医学发展历史来看，脉诊从"三部九候遍身诊法"到寸口脉法的发展演变过程就具有显著的全息思想特点。《史记·扁鹊仓公列传》记载"今天下之言脉者，由扁鹊也"，其脉法主要是对全身经络的检查。《素问·三部九候论》言"人有三部，部有三候，以决死生，以处百病，以调虚实，而除邪疾"，进一步发展为三部九候法，以十二经脉为诊脉部位。如今中医学"独取寸口"的脉法理论源于《黄帝内经》，确立于《难经》，在王叔和的《脉经》问世后得以完善、普及和推广，流传至今。诊脉所取之寸口部位虽仅处于人体腕部，却能作为诊察全身功能状态的重要窗口从而探知机体的病变情况，这与全息理论相吻合。而独取寸口的机制，中医学亦有详细的探讨。《素问·五脏别论》载"帝曰：气口，何以独为五脏主？岐伯曰：胃者水谷之海，六腑之大源也。五味入口，藏于胃以养五脏气，气口亦太阴也，是以五脏六腑之气味，皆出于胃，变见于气口"，《灵枢·营卫生会》载"人受气于谷，谷入于胃，以传与肺，五脏六腑，皆以受气"，《难经·一难》载"十二经皆有动脉，独取寸口以决五脏六腑死生吉凶之法，何谓也？然：寸口者，脉之大会，手太阴之动脉也……寸口者，五脏六腑之所终始，故法取于寸口也"，上述论述表明气口（寸口）为手太阴所主，肺主气而朝百脉，而肺经太渊穴位于气口之处，脉会太渊，该部位为气血流注最为显著的部位；且手太阴肺脉起于中焦，中焦为脾胃所处之位置，脾为足太阴，后天之本，气血生化之源，故通过诊察寸口脉可分析全身脏腑经络气血的功能活动状态，这亦是诊脉部位由"遍身"简化至"寸口"的一个重要因素，体现出全息思维。

从脉的结构、功能上分析，人体是一个大全息元，诊脉之部位就是一个小的全息元。早在《素问·脉要精微论》中就记载了尺肤诊法："尺内两旁则季胁也，尺外以候肾，尺里以候腹；中附上，左外以候肝，内以候膈，右外以候胃，内以候脾；上附上，右外以候肺，内以候胸中，左外以候心，内以候膻中。前以候前，后以候后。上竟上者，胸喉中事也；下竟下者，少腹腰股膝胫足中事也。"至《脉经》则较为明确地确定了寸、关、尺三部与脏腑之间的对应关系，提出了左手寸、关、尺对应心、肝、肾，右手寸、关、尺对应肺、脾、肾（子户、三焦），并确定了表里两经在同一位置上的对应关系，后世关于寸关尺与脏腑之间对应关系的论述皆宗于此。至此中医学将寸口脉看作是一个全息元特区。而寸、关、尺三部，每部就是全息元特区中的小全息元特区，携带机体各个部位的信息。体内各部位的阴阳气血变化都能在对应部位表现出脉象的变化，即通过全息元信息表现出来，医者可凭借此变化而诊察其机体情况。依据全息论中的全息胚理论，生物体上任何一个在结构和功能上的相对独立部分，都是处于由体细胞向着新个体成体发育的某个阶段上的胚胎。寸口脉是人体的一种全息胚，而寸口脉诊法则符合生物全息律。寸口脉之寸关尺三部与人体之各脏腑相应，与全息胚各个部分分别在其他全息胚上有各自对应的部位的规律相符。另外，如关脉与肝、脾相对应而不和心、肺相应，则符合全息律中全息胚的一个部位，相对于该全息胚的其他部位，与整体或其他全息胚上其所对应的部位生物学性质相似度较大的特征。寸、关、尺在寸口脉呈上中下分布而分候人体上、中、下三焦，与各部位在一全息胚上的分布规律和各对应部位在整体或其他全息胚的分布规律相同。如，《金匮要略·脏腑经络先后病脉证》就有"师曰，病人脉浮者在前，其病在表；浮者在后，其病在里，腰痛背强不能行，必短气而极也"的论述，明确将脉的部位与人体的部位相应。寸口脉与人体这两个全息胚，在寸口脉中，居于下位的尺脉若延伸，则与人体居于上位的心肺相联系，而寸脉则与肾相距最远，符合在生长轴线连续的两个全息胚，生物学性质相似程度最大的两端总是处于相隔最远的位置，从而总是对立的两极联系在一起的规律。而当代"脉人"的诊脉方法与全息理论更为契合。该理论提出"寸口脉分属似胎儿睡在脉道里，一侧寸口脉就是其人的半个身躯……各脏器基本按照现代人体解剖学井然有序地排列在脉道中，而且是三维立体的"，候脉就是"摸脉人"，寸口诊脉能诊断疾病是因为"疾病状态下的器官发生了形态、功能、血管口径的变化，打破了一种协调与匹配关系，这种疾病脉气甚至对血管壁进行回应及撞击……在寸口脉上以脉晕的形式出现"，其思想就是典型的全息理论，可看作是对现代脉学理论体系的新发展。脉诊图，见图5-2。

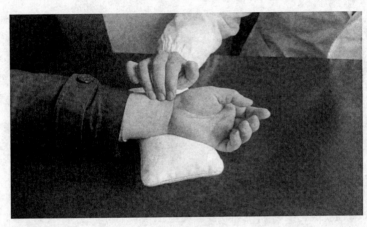

图5-2 脉诊图

除将寸口脉分寸、关、尺三部外，中医诊脉学尤其强调须感触其"形神统一"的状态，反映在脉象上即须具有"胃、神、根"之特点。《灵枢·本神》论述了脉诊神志信息表达的基础为"心藏脉，脉舍神"，即心主血脉，血为神志活动的基础，故诊脉可获得人之神的信息。张景岳言"故善为脉者，贵在察神"，更是强调诊脉须察神的重要性。中医学中广义之神是对人生命活动的总称，故诊脉可察知整个人体的生命状态。生理上，中医学认为"形与神俱"才是健康态。

人作为自然界之中的全息元，其脉象除与性别、年龄、情绪、劳逸、饮食等相关之外，亦会受到四季变化的影响。《素问·脉要精微论》言脉"春应中规，夏应中矩，秋应中衡，冬应中权"即表明随着季节更替，人之脉象会出现春弦、夏洪、秋毛、冬石的相应变化。这种与自然相应的变化亦表明了脉象具有典型的全息性。

鉴于人体之复杂性，诊断时若能综合越多的信息就可取得更高的精确度。舌诊中的舌质和舌苔的结合，脉诊中对"胃神根"、寸关尺、浮中沉等要素的综合诊察，均可以看作是对机体多个全息元的协同关系进行综合分析，从而使中医诊断之结论亦具有更为完善的整体性。中医诊法将相近的关联度较高的特定全息元信息进行组合和贯穿可以表现出不同层次和系统的病理信息，理清各信息的特征、层次和系统间的因果、演化及时间、空间等关系，最终能更精确的回溯还原疾病发展的整个过程，对疾病发展的各个环节、本源和结构进行整体认识，从而可提高中医诊治的准确性。中医学借助这种多元协同的分析方法能突显出个体差异之所在，使中医师能精确地把握疾病本质，根据所搜集到的个人生命及疾病之信息进行辨证，灵活地遣方用药，进而可以取得最佳的疗效。医圣张仲景在《伤寒论》中提出的"观其脉证，知犯何逆，随证治之"的原则就是其具体体现。

第三节　形神合一

东西方医学在发生及演变过程中出现过相类似的认知阶段，然而在东西方各自文明发展态势的影响下，使以之为根本的医学体系在演变过程中出现了不同类型的模式。最终导致了当今中西医学难以从根本上深入融合，处于并存共生的现状。在各种医学模式中，从中华文明孕育而出的中医学一直贯彻着形神合一之观念，蕴含了中国传统"和合文化"的特点，使之具有不可否认的先进性。

一、生物医学模式的基本演变

受哲学思维、技术水平及价值观等影响，人类建构了多种类型的医学模式。医学模式是人类对自身健康和疾病总体特征及其本质的高度哲学概括，是指导人类医疗卫生实践活动的总纲。不同医学模式反映出不同背景下医学的特征、水平、趋向和目标等。在西方医学发展过程中出现过神学医学模式、自然哲学医学模式、机械论医学模式、生物医学模式等。生物医学模式包含了对生物医学信息、医学影像技术、基因芯片、纳米技术、新材料等内容的研究，在当今占据了主流地位。有学者提出今后应向由生物－心理－社会医学模式为主导的整合医学、生态医学发展。

（一）生物医学模式健康观的演变

对健康较早的认识是脏器无疾病，身体形态发育正常，各系统具有良好生理功能，有较强的身体活动能力和劳动能力。在注入了心理、社会等因素后，世界卫生组织对健康的要求是健康不仅是没有疾病，而且包括躯体健康、心理健康、社会适应良好和道德健康。即强调健康是一种在身体、心理和社会上的完满状态，而不仅仅是没有疾病。以健康而言，人类的心理和社会活动与躯体功能必须置于平等地位，而从目前的生物医学模式来说此方面还尚未得到应具有的足够重视，亟待改进。

（二）生物医学模式疾病观的演变

早期西方文明在不断探索世界的过程中，亦在思考疾病的本原。希波克拉底以古希腊哲学中的四根说为基础提出人体四体液说，认为疾病是由于人内部四体液的整体平衡失调而引起。盖仑在此基础上提出，不同体液混合所形成的体质，既可影响躯体，也能影响心灵。进而体液论和体质论在临床上得到广泛应用，并与占星术相关联，用于解释人类健康、疾病及相关的任何问题，体现出西方医学早期的整体论特征。

14～16世纪的文艺复兴运动推动了科技进步，为西方医学发展创造了有利条件。西方近代哲学代表人物笛卡儿从身心二元论角度研究人体，将生物体一切运动包括思维活动都归为机械运动，提出了机械论医学观。随着实验科学发展，17世纪西方医学逐步使用物理学方法研究认识疾病。病理解剖学家提出了病灶说。该理论认为，疾病产生必然存在对应病灶，器官就是产生疾病的位置，出现临床症状就是因为与之相关的器官发生了病变，而治疗就是寻找和根治该病灶的过程。受自然科学、实验科学和技术高度发展的影响，生物学家、医学家提出了进化论、细胞学说，发现了微生物等致病因子，从生物学角度明确了疾病原因。解剖学、生理学、组织学、胚胎学、病理学、药理学、微生物学、免疫学、临床医学、预防医学等相继发展进步，生物医学模式逐步成为世界医学主流。这一阶段奠定了其重视基础科学，及由观察、假设、求证、分析、统计，到最后得出结论的基本规律。

生物医学模式具有显著的实验科学还原论特征，其分析方法重视对疾病的物质基础研究，将复杂的疾病现象通过细化拆分，进行局部、静止的分析，强调把握疾病的位置和原因，观察检测结果较直观，操作可复制性高。但因生物医学模式受近代科学基本原理和基督教教义等影响，建基于还原论和身心二元论的哲学思想之上，使之具有难以克服的弊端。在生物医学模式以躯体病灶定义疾病理论的指导下，会过于突出疾病的生物学属性，将之视为物理、化学过程的特殊形式，而易忽视对疾病发生中系统固有的联系性受到影响所产生变化的探索。必须要明确而且强调的是，疾病的成因并非单一因素。另外，在西方哲学二元论影响下，以之为基础的生物医学模式易将人体身心分离，而将躯体疾病与心理疾病呈割裂式看待。在此模式下，病灶、相关检验指标成为定义疾病的金标准而使一些没有明显指标的异常情况失去了被诊断为疾病的可能性。疾病的生物学属性被过于强调，于是治疗措施围绕着纠正生物异常而制定。疾病会超越患者本身而成为医学研究的核心对象，患者的自感症状会被视为展示疾病的媒介，而无法成为医生诊断疾病的核心证据。医生易忽视对患者具有确定疾病重要作用的叙述及生活状况和生活方式对疾病的影响。患者的主观感受及其心理情况会被逐渐边缘化，使其自身体验与医学诊治间不再匹配。再有，医疗活动中，医生的行为和医患关系对治疗效果的影响绝不能忽视。从医学社会学角度看，生物医学模式在确定患者角色方面明显欠缺，而在使人脱离患者角色方面亦经常失效。上述缺陷涵盖了疾病的产生、发展、诊断、治疗和患者角色等多个方面的内容。

20 世纪中下叶，G. L. 恩格尔提出，仅靠内部的调整不可能克服生物医学模式的缺陷，于是提出了具有整体性特征的生物 – 心理 – 社会医学模式。该模式将人作为一个整体来看待，以人为中心，将心理、社会因素与生物因素置于同等地位，提倡从生物、心理、社会等多层次对疾病进行多维度地全面诊疗，使医疗活动更具人性化。当今兴起的一些交叉学科，如心理神经免疫学等，均已将心理和社会因素对人体健康的影响纳入综合考虑范围。该模式可望从一定程度上克服生物医学模式的弊端，但要具体用之临床还需进一步验证。

（三）生物医学模式的治疗观

生物医学模式将人的心身分开研究，治疗时必然会出现躯体疾病和心理疾病的划分。

生物医学模式下，治疗躯体疾病有其特色。医生选用的药物成分清楚、剂量精确，以生化、生理和病理的准确实验数据为依据，用精确测定化学成分的药物来解决问题，具有规范化、单一性和精确性等特点。然而药物的精确性也导致了其单一性，使之对治疗多维度的复杂疾病显得力所不逮。另，生物医学模式过于强调对病灶的治疗，有可能使医生忽视患者的其余情况，亦可能会引起过度医疗。

从心理疾病的研究发展来看，生物医学模式因强调生物学属性而使之对心理研究缺乏足够重视。18 世纪，西方精神病学家开始将心理疾病看作是一种需要系统治疗的疾病。受病灶观影响，生物医学模式认为心理疾病本质上是生物过程，每类精神疾病都具有独特的病因、精神症状、体征及典型的病程和病理解剖改变，存在纯粹的器质性基础，故希望通过用改变病理结构的方法来治疗心理疾病。虽然由于脑、神经系统或其他器官的器质性病变确实会造成心理和行为异常，但许多情况并无法找到对应的病灶。直到弗洛伊德创立了精神分析学说，改变了心理和行为异常必有生物病灶的观念，系统地从心理学角度对人的心理疾病进行分析和治疗，使原被认为是生理性、结构性的精神疾病转变为功能性、精神性的疾病，而治疗上也采用心理疗法来处理。此观念一直持续至今。西方医学已认识到心身一体的重要性，提出了"整体医学""心身医学"等观念，随着生物－心理－社会医学模式的提出和发展，其范围亦也逐渐扩大。

在生物医学模式下，医患间传统的情感维系往往为利益关系所替代，易导致其瓦解。患者能否获得必要的医疗保障和满意的治疗，有可能由其经济支付能力所决定。随着该模式的不断深入，利益上的多元化问题还有不断增多的趋势。

从以上内容来看，生物医学模式极为强调理化实验技术的支持，这既是其优势，也是其劣势。以目前的生物技术手段可对很多疾病实施定性及定量测定，但也正因如此，用现代技术手段无法检测的临床问题就很难归入疾病之范畴；即使是勉强归入疾病范围之中，也面临着难以找到相应病灶并用生物医学技术手段进行治疗的问题。医学活动中的心理和伦理等人文因素往往被单独搁置而未能将其与疾病一体化。

二、中医学形神合一之特色

中医学之形神合一可视为中华文明中基本精神之"和合文化"的具体体现，而和合作为一种普遍意义的哲学概念，对中国文化发展具有广泛而久远影响。在《墨子·尚同中》记载："内之父子兄弟作怨雠，皆有离散之心，不能相和合。"《史记·循吏列传》亦提道："施教导民，上下和合。"和合文化早已融入了中华文明的各个领域层次，且被中医学贯彻于整个医学体系之内。中医学强调人具有社会性，不可将人与生活环境割裂开进行研究。故将健康和疾病的讨论与人文因素密切关联，无处不体现形神合一、身心合一的思想，从人与自然、社会、心理的高度统一角度进行思考，不仅认识到其生物属性，亦强调其文化属性。

（一）中医学生命观中的形神合一

中医学里的和合思想，不仅包括了对机体各组织器官功能及相互联系的探讨，更值得提出的是对身心关系的重视。中医学认为身心间具有无法割裂的相互依存关系，始终强调个体的躯体状态与心理状态、躯体体验与心理体验同时发生，两者之间相互渗透而不可分离。心理疾病与躯体病变属于一种同时存在且相互渗透的关系。基于以上认识，中医学提出了形神合一观。故《素问·天元纪大论》有"人有五脏化五气，以生喜怒思忧恐"，《素问·阴阳应象大论》有"神在天为风，在地为木，在体为筋，在脏为肝，在色为苍，在音为角，在声为呼，在变动为握，在窍为目，在味为酸，在志为怒"等论述。中医学将身心各个系统密切关联在一起，把整体观念贯穿于各个环节。

在对健康的认识方面，《灵枢·天年》曰"血气已和，营卫已通，五脏已成，神气舍心，魂魄毕具，乃成为人"，即言营卫气血畅通，脏腑形态功能正常，精神状态良好，才可称为健康之人。《素问·上古天真论》亦强调"形与神俱"方可"尽终其天年，度百岁乃去"，故身心合一是健康的核心所在，是养生保健的关键。反之，若身心不合则会产生疾患。在中医学身心合一观里既包括了对心智模式的关注亦包含了对身体结构的认知，二者合而为一才是中医学健康观的精髓所在。同时强调"志闲而少欲，心安而不惧，形劳而不倦，气从以顺，各从其欲，皆得所愿。故美其食，任其服，乐其俗，高下不相慕，其民故曰朴。是以嗜欲不能劳其目，淫邪不能惑其心，愚智贤不肖，不惧于物，故合于道"，即将人的心理、躯体、社会因素合而为一，与当今之健康观念相一致。

中医学强调身心合一，身即指躯体，而心即指神，故身心合一即形神合一。神是整个人体生命活动和精神意识思维活动的外在表现，是脏腑、气血津液外露的征象。五脏六腑中，因"心主神明"，使得心在人体内占有主导地位。《素问·灵兰秘典论》将心称为"君主之官"，提出"主明则下安，主不明则十二官危"。《灵枢·口问》亦有"心者，五脏六腑之大主，精神之所舍也"之论，均突出了心的核心位置。在中华文明里，心对人精神情志的重要性，亦可从汉字组字的规律得以佐证。在汉字的组成结构中，与神志有关的字多用"心"作为其偏旁部首，二者关系可见一斑。中医学将心与神二者密切联系在一起，心为君主，而神属于生命之核心部分。

除了有心主神明，为五脏六腑之大主等理论外，《黄帝内经》中亦提出了五神脏说、五志学说。《素问·宣明五气》有"心藏神，肺藏魄，肝藏魂，脾藏意，肾藏志，是谓五脏所藏"，《灵枢·本神》有"肝藏血，血舍魂""脾藏营，营舍意""心藏脉，脉舍神""肺藏气，气舍魄""肾藏精，精舍志"的论述。这些理论指出，除了心的统领功能，神、魂、魄、意、志与五脏间有着不可分割之关系，故称"五神脏"。在这些神志与五脏之间存在着较为清晰的结构关系，以此为基础产生丰富多彩而又复杂深奥的智力和情感活动，为人格的形成和彰显奠定了坚实基础。这些关系的正常维系，也是七情合和与心身健康的基础。如《左传·昭公二十五年》"心之精爽，是谓魂魄，魂魄去之，何能长久"一语可体现出神志与脏腑之间密不可分之联系。《黄帝内经》亦有将"怒喜思悲恐"这五种情绪或心理状态统称为"五志"的论述，后世称为五志学说。《素问·阴阳应象大论》中有"人有五脏化五气，以生喜怒悲忧恐"之论，提出五志是以五脏精气为物质基础而产生，属脏腑气机活动的一种表现。而五志对脏腑功能亦有影响。适度之"五志"，可表达正常的情绪，则人之气血调畅，健康而无病。故《素问·上古天真论》提出"恬淡虚无，真气从之，精神内守，病安从来"以示后人，心态平和，无欲则刚，可使人形神合一，气血通利，健康长寿。

（二）中医学疾病观中的形神合一

在对疾病的认识上，形神合一理论同样贯穿其中。中医学虽用外感六淫、内伤七情、不内外因等来分析疾病产生的原因，但并非就事论事，无论外感或是内伤都会影响人体气机进而产生疾病。《素问·举痛论》言"余知百病生于气也，怒则气上，喜则气缓，悲则气消，恐则气下……思则气结"，即表明情志失调可使气机失常而罹患疾病。身体和心理上的问题属一体之两面，无法截然分开。如前所论，形神合一人即健康。若环境变化，六气、五志太过或不及均会影响心身状态、脏腑功能，而生疾患。故张仲景在《金匮要略·脏腑经络先后病脉证》提出了"水能浮舟，亦能覆舟"之论述。

中医学在发展的过程当中始终强调形神合一的整体观，从未将身、心分割而独立看待。这就使得中医学对此问题的研究具有一贯性，也让中医学具备了在诊断疾病时必须要认识到其复杂性的重要观念。诊察疾病时，中医学讲究将望闻问切四诊合参，而四诊合参的运用就是典型的和合思想观。《灵枢·本脏》提道"视其外应，以知其内脏，则知所病矣"，即运用司外揣内、以象测藏，进行诊病的重要观点。神之衰旺于全身皆有反映，故有"色之有神""声之有神""脉之有神""舌之有神"等论述。中医诊断学之四诊均较为重视对神进行分析，今以部分望诊内容为例加以讨论。望神，就是通过观察人体生命活动的外在表现，以了解脏腑精气盛衰、病情轻重、预后吉凶等。望神重在观察眼神、神志及精神状态等，分得神、少神、失神、假神等情况。《素问·移精变气论》有"得神者昌，失神者亡"之论，足可见中医学对神之重视程度。望面色，是通过观察人体面部的颜色与光泽，以诊察病情的方法。人体面部色泽为脏腑气血之外荣，因此凡脏腑虚实、气血盛衰，皆可反映于面部。此处之"泽"就是观察神的重要依据之一。清·汪宏在《望诊遵经》提出"有气不患无色，有色不可无气也"，其中气色即神之外象。另，中医诊断学望诊中，望目属于核心内容之一，其重点是观察两眼的神、色、形、态等表现。神排在了第一位，此处之神是指观察目中所内含之精彩。可以看出，较之形态而言，中医学更加重视对神的观察。诊脉时对"胃神根"之观测亦是具体实例。

（三）中医学治疗观中的形神合一

对人的生机和尊严的尊重是中医学的核心价值观。中医学治疗观包括了对人的心态等的综合考虑，不是简单地直接进行病因对抗和病理干预，而是帮助机体营造出有利于调整自身抗病能力之环境，使机体恢复力得到有力保障，进而取得相应疗效，最终实现维护形神合一的健康态之目的。

中医学兼具自然与人文属性，治疗活动中亦具有形神合一的特点。首先，中医学要求医生诊疗时须身心合一。与生物医学模式相较，中医诊疗活动更强调医生的主体思维，形成了以"体悟"为主的独特方法。孙思邈在《千金翼方》中提出"医者，意也。善于用意，即为良医"，充分表明了医生的体悟对医疗活动的重要性。追求体悟是中华文明特色之一，而体悟是建立在对自我文化深刻认同和信仰基础之上的，这也是中医学的一个重要特征。中医学认为医生除应具备治疗躯体之技能外，更须通达人情。如《素问·疏五过论》所论"圣人之治病也，必知天地阴阳，四时经纪，五脏六腑，雌雄表里，刺灸砭石，毒药所主，从容人事，以明经道，贵贱贫富，各异品理，问年少长，勇怯之理，审于分部，知病本始，八正九候，诊必副矣"。在中医学体系中，医生要能根据自然环境、社会条件、人身因素、性情特点等情况综合分析，推演病因病机而提出相应治疗方案，必须从整体来考虑病变，从身心综合处理疾病。故中医学对医生有着重要的人文素养要求。

在具体的治疗手段上，中医生所开处方绝大部分是复方，一个处方里有多种中药，一种中药又有多种成分，其药理和作用机制十分复杂。此外，各种中药因产地、生长年限、采收加工、炮制与贮存方式不同，药理、药效亦有差异。因此，中医药具有多样性、整体性和模糊性等特点，可兼顾因人、因时、因地制宜的综合因素，对于处理较为复杂的疾病具有一定优势，亦是中华文明中和合文化的具体体现。

从伦理学角度看，医学本是为了减轻和解除人们的痛苦而产生，医疗活动属于伦理行为。而医学伦理学源自医疗实践中医患关系的特殊性决定了隐含在医学中的原则在许多科学探索中无法具备。中医学自身所具有的人文属性使其所含有的医学伦理学内容更加凸显。早在中医学奠基之作《黄帝内经》里就对医患关系进行了描述。《素问·汤液醪醴论》"病为本工为标，标本不得，邪气不服"之语，即描述了在医疗活动中病患是放在第一位的，而医生则是出于从属地位，可见对患者尊重的态度。《素问·五脏别论》"病不许治者，病必不治，治之无功矣"，亦强调必须要医患和谐才能取得较好疗效，医患间做好沟通交流是治病的基本要求。这些对医患关系的解读无论古今均在指导着中医学的医疗活动。

西方医学在19世纪医学模式转变中，曾忽视了经验医学模式中宝贵的整体医学观，直到生物-心理-社会医学模式的形成和生态医学的出现，才再次进入整体医学时代。中医学由于历史的原因没有经历从经验医学向生物医学模式的转变阶段，始终贯穿着系统论、全息论等因素，强调"天人合一"的整体观念，在本质上符合医学发展趋势。中医学更应该被看作是一个生命管理系统，通过改善生活方式、调整身心，构建最佳生命管理体系，达到健康之目的。中医学的整合医学模式与生物医学模式相比较具有一定的先进性，今后若能系统整理利用则具有更好的发展愿景。

中华文明中蕴含着丰富的整体联系思想，为我们提供了宝贵的财富，中医学在一定程度上已经将其运用到对人和疾病的分析认识和诊疗活动当中，如能深入系统梳理并加以利用，必将促进中医学的发展提高。

【思考题】

1. 为何我国著名科学家钱学森要多次提出"人体科学一定要有系统观，而这就是中医的观点"？
2. 为何舌诊能诊察全身病变？其机制是什么？
3. 从全息的角度来看，脉诊需要注意哪些因素？
4. 中华文明中的和合文化与中医学理论中的形神合一观有何关系？

中医学的发展历经千年，中国古代哲学的思想渗透其中，促进了中医学的不断成长。整体观念和辨证论治是中医学的两大基本特点。中医学辨证论治中蕴含的整体观和动变观，对于疾病的认识和治疗，有其独到之处，时至今日，依然体现了其高明之处和魅力所在。

第一节 以不变应万变

控制论是 20 世纪 40 ~ 50 年代出现的崭新科学技术理论之一，通常把所要研究和控制的对象看作是一个黑箱，其内部构造和机制尚不清楚，只能通过外部功能和行为的观测和试验来识别其性质的物质系统。在中国被誉为"大道之源"的《周易》，通过六十四卦和三百八十四爻占卜人事吉凶，采用的就是黑箱理论。中医学辨证论治的过程与《周易》有异曲同工之妙，同样采用了"黑箱理论"的原理。

一、黑箱理论与《周易》

黑箱理论所运用的黑箱方法就是通过考察黑箱的输入和输出信息的动态过程，研究系统的功能和行为，以推测、探求系统内部结构和运动规律的一种现代科学方法。研究黑箱的方法有两种：一种是打开黑箱，一种是不打开黑箱。打开黑箱的方法则要通过一定的手段来影响原有客体黑箱直接观察和控制黑箱的内部结构。不打开黑箱的方法就是不影响原有客体黑箱的结构，通过黑箱外部的输入输出变量的研究得出关于黑箱内情况的推理，探求黑箱的内部结构。黑箱理论从综合的角度为人们提供了一条认识事物的重要途径，尤其对某些内部结构比较复杂的系统，对迄今为止人们的力量尚不能分解的系统，黑箱理论提供的研究方法是非常有效的。

作为中国古代儒家经典的《周易》，是中国传统思想文化中自然哲学与人文实践的理论根源，是古代汉民族思想、智慧的结晶，被誉为"大道之源"。通过六十四卦和三百八十四爻占卜人事吉凶，采用的就是黑箱理论。卦象推演过程中的两个基本单位是"▬"（代表"阳"）和"▬▬"（代表"阴"）。用三个这样的符号组成八种形式，称八卦。八卦互相搭配又得到六十四卦，用来象征各种自然现象和人事现象。八卦的卦象，见图 6 - 1。

八卦可以用来指事物：乾代表天，坤代表地，坎代表水，离代表火，震代表雷，艮代表山，巽代表风，兑代表沼泽。八卦可以用来指抽象的数字：乾一，兑二，离三，震四，巽五，坎六，艮七，坤八。八卦可以用来指方位：乾指西北，坎指北，艮指东北，震指东，巽指东南，离指南，坤指西南，兑指西。八卦可以用来指五行：乾、兑表示金，震、巽表示木，坤、艮表示土，离表示火，坎表示水。八卦可以用来指四季：乾、兑旺于秋，衰于冬；震、巽旺于春，衰于夏；

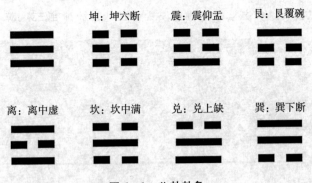

图 6-1　八卦卦象

坤、艮旺于四季，衰于秋；离旺于夏，衰于四季；坎旺于冬，衰于春。

《周易》正是以"意象"为核心，提出了系统化的类比推理方法，其实就是"黑箱理论"的具体运用。利用其构建的三级结构"象"的符号模型，将天地万物进行分类，进而得出自然和人世规律。第一级由原始的阴爻和阳爻组成，第二级由阴阳二爻按照三个爻一组的原则组成的八经卦（八卦），第三级是由八卦中的两个经卦相重而成的六十四重卦，即两爻形成八卦，八卦又演出六十四卦，彼此相互依存，又生生相克，构成了一个无限循环的封闭系统。每一个卦象的含义又不确定，也就是说，卦象不具体指什么，在不同的场合、不同的时间都会显示不同的含义，正所谓"随时而变，因地而化"，必须结合地点、时间、所要占卜的事情等各种因素揣摩卦象所蕴含的义理，推测其中的吉凶。

《周易·系辞》云："定天下之吉凶，成天下之亹亹者，莫大乎蓍龟。"龟卜和蓍筮是两种不同类型的占测方法，见图 6-2、图 6-3。《尔雅》言"占者，视兆以知吉凶也"，记载了早期龟卜的事迹，龟卜即经过炙烤龟甲，观察其表面呈现出一些细微的裂纹，来判断吉凶。《周易·系辞》云大衍筮法："大衍之数五十，其用四十有九。分而为二以象两，挂一以象三，揲之以四以象四时，归奇于扐以象闰，五岁再闰，故再扐而后挂。"通过多次抽取并计算蓍草的数目，查找对应的爻数，形成卦象，进而判断吉凶。龟卜主要是利用象，蓍草占筮则是利用数。从黑箱理论来看，通过象或者数的输入，通过类比推演，最后得出吉凶的输出。历史上有不少利用龟卜或蓍筮的记录。如《诗·大雅·文王有声》曰："考卜维王，宅是镐京。维龟正之，武王成之。"记载了文王亲自龟卜建镐京，武王营建。《左传·僖公十五年》："晋饥，秦输之粟；秦饥，晋闭之籴，故秦伯伐晋。卜徒父筮之，吉。涉河，侯车败。诘之，对曰：'乃大吉也，三败必获晋君。其卦遇《蛊》，曰："千乘三去，三去之余，获其雄狐。'夫狐蛊，必其君也。《蛊》之贞，风也；其悔，山也。岁云秋矣，我落其实而取其材，所以克也。实落材亡，不败何待？"记载了秦晋交战，卜徒父战前使用了蓍筮的方法占卜战事吉凶。

从黑箱理论的角度来看一则古人象辞结合类推吉凶的记载。《国语·晋语四》云："董因迎公于河，公问焉，曰：吾其济乎？对曰：臣筮之，得《泰》之八。曰：是谓天地配，亨，小往大来。今及之矣，何不济之有？"这里记载了晋国公子重耳准备从秦国返回本国夺取政权，董因在黄河边迎接他，并为他演算一卦，得泰卦，并根据卦辞，判断此行的吉凶。董因通过蓍筮的方法得到了泰卦，即通过蓍筮的输入，得到泰卦的输出。泰卦（䷊），乾上坤下，意谓天气在上升，地气在下降，天地之气相交运化，乃万物亨通之安泰景象；泰卦的卦辞"亨，小往大来"，说明交往中可以有大的收益。董因根据当时的天时、地利及所卜之事，进而推演出重耳受排挤迫害的流亡时代已经过去，施展抱负的时机已经到来，为吉象。

在古时，古人常从占筮的角度来利用《周易》，类推吉凶，但随着时间的推移，开始从哲理角度来理解《周易》。《周易》逐渐从筮书领域跨入哲理著作的领域。

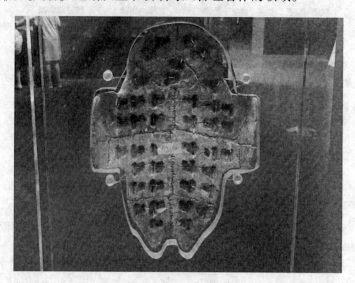

图 6-2　龟卜

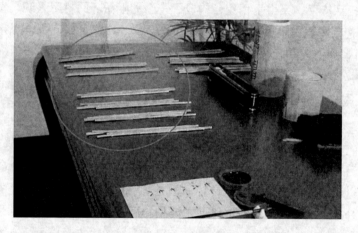

图 6-3　蓍筮

二、黑箱理论与辨证论治

中国人的思维模式也正是在推演八卦和推测义理的过程中产生的，它代表着我们祖先的一种信仰，一种思维，一种智慧。中医学辨证论治的过程与《周易》有异曲同工之妙，同样采用了"黑箱理论"的原理。

医学研究的对象是人体。由于其哲学基础的不同，西医学和中医学研究人体的方法存在较大的差异。从控制论中"黑箱理论"的角度看，西医学采用的是打开黑箱的方法研究人体，是基于系统论和还原论的理论，采用解剖分析的方法研究人体，取得了很大成就，缺点在于不同程度上干扰了人体正常的生命活动，不能完全精确地反映生命运动的客观过程；同时也不同程度地割裂了人体局部和整体的紧密联系，甚至会失去生命活动最基本的东西。中医学研究人体，采用的是不打开黑箱的方法，基于"有诸内必形于外"的认识，采用四诊合参，司外揣内的方法，一方面用自己的双手和五官通过望、闻、问、切取得黑箱的输出信息，即症状；另一方面是医生经过对黑箱输出的症状作辨析，选取对应的治疗方法，向黑箱输入即控制过程，所关心的是人体黑箱内部病变反应的症状变量，取得症状信息过程基本上没有干扰人体本身的生理病理活动，也没有破坏原有的状态结构，通过用阴阳、寒热、虚实、表里、气血、津液、脏腑经络等指标来全面地描述和把握人体的各种复杂状态，从整体上去研究人体的生理、病理状态。这些状态的实质，就是人体整体功能的各个侧面，如代谢、免疫、神经体液等系统的功能状态（包括亢进，或抑制，或紊乱等）。在对疾病的分析、诊断、治疗上，中医能够从主症到兼症，从局部病变到整体状态上进行全面的诊断和治疗，体现出目前西医学很难达到的整体观念。

整体观念是中医学理论体系的两个主要特点之一，是关于人体自身的完整性及人与自然、社会环境的统一性的认识，追求机体整体和局部平衡、和谐的思想贯穿于中医的病因、病机、诊断、辨证、施治和养生等各个方面。整体观是中医学的学科特质，基于整体观念的辨证论治体系，体现了超越时代的先进性。辨证论治是整体观念在临床诊疗过程中的具体应用，体现了因人、因时、因地制宜，即具体问题具体分析。这种理念不仅是中医的标志和特征，而且贯穿于中医的保健、预防、诊断和治疗的各个环节。它不以病种为诊察对象，而是重视症状的集合，通过分析归纳四诊收集的症状集合，得出相应的证，进而施治用药。可以说，中医的核心问题是辨证论治，辨证论治中的受控量（或被调查量）基本只限于症状变量系统，而症状变量系统在被调查过程中是可以在不干扰人体正常生命活动的情况下建立的。如前所述，中医四诊在取得人体输出信息的过程中基本上没有干扰人体本身的生理病理活动，没有破坏原有的状态结构。从历史上看，虽然我国古代早就有一些关于尸体解剖的零星记录，但它们始终未像西医学那样成为理论体系形成的主要依据。中医理论建立所依据的主要是由四诊可以获知的症状变量，而症状变量的最后输出端都在体表，都是可以由外部观察的。举一个简单的例子，来看西医学与中医学对疾病认知上的差异，如：患者因为受凉出现体温升高、恶寒、头痛、关节疼痛等症状，西医学往往要借助生化检测或仪器检查，试图找出致病的因素，再采取相应的治疗措施；如果不能找出确切的病因，就只能对症处理，或者等待病情出现特征性的变化。而中医无论是上呼吸道感染或是泌尿系感染等，通过四诊观察到患者具有发热恶寒、头痛项强、关节疼痛、无汗、苔薄白、脉浮紧等症状，就可以诊断为太阳病中的伤寒证，采用辛温解表发汗的方法进行治疗。重点在于证的不变，而不在于病的变化。

另外，中医学还有一个显著的特点，就是它是一种功能医学，研究人体在生理、病理状态下功能的表现和变化，重功能而轻实体。虽然中医学中亦有人体实质脏器的记载和描述，但并不是中医学的主流。对于五脏的记载，更强调其功能描述，如心主血脉，藏神；肺主气、司呼吸，主宣发肃降，主通调水道；脾主运化，主统血，主升清；肝主疏泄，主藏血；肾主藏精，主水。以心藏神为例，中医学认为心有主宰人体脏腑组织器官的生理活动和人体精神意识思维活动的功能，这与西医学认为大脑是主宰精神活动的认识有别。实际上中医学"心藏神"是涵盖了大脑主宰精神活动这一功能，体现其功能态的一面，而不要与解剖意义上"心脏"具备的功能混为一谈。而脾主运化更是突破了西医学对实体脾脏功能的认识，包括了西医学所涉及的整个消化系统的功能。正如中国古代水墨画与西方油画的区别，重写意而非写实。

中医这种认知疾病的独特思维，超越了时代的局限，影响极其深远。中医学根植于中华民族深厚的文化土壤，受到中国古代哲学的滋养，绽放出一朵鲜艳夺目的奇葩。

第二节　动变为之变

物质是运动的，中医认识疾病体现了这种恒动观。中医的恒动观研究运动，关键在于动与静之间关系的研究。它首先有一个立足点，动的绝对与静的相对，对于中医认识疾病过程中，把握病机，尤为重要。

一、古代哲学中的恒动观

唯物辩证法认为世界是物质的，物质世界是永恒运动的，世界任何事物都是在矛盾的作用下不断运动、变化和发展的。中国古代哲学认为"一切皆变，一切皆流，一切皆动"，明确指出世界上的事物都在不断运动变化。中医学深受中国古代哲学影响，认为世界源于运动，生命在于运动。中医学对于疾病的认识具有动态的观点，即恒动观，是指在分析研究生命、健康和疾病等医学问题时，持有运动的、变化的、发展的理念，而不拘泥于静止、僵化和一成不变的思维。《周易》最早提出了阴阳恒动观，而朱丹溪的"天主生物，故恒于动；人有此生，亦恒于动"，首次把"恒动"的概念引入到中医理论中来，使恒动观思想在中医学中得到了的阐发，在此后的中医学发展的过程中，恒动观思维在辨证论治中的体现一直贯穿中医学始终。

中国哲学对动静的辩证关系认识也很早，《周易》中就提出"动静有常"，《吕氏春秋》"流水不腐，户枢不蠹"，自然界的物质是不断运动变化着的，只有运动，才发生变化，只有运动，才产生万物。中医也接受了这一观点，中医的动态观研究运动，关键在于研究动与静的关系，这在辨证论治当中的辨证体现得尤为突出。

先秦是中国古代文化发展史上的第一个黄金时期，从西周"礼乐文化"的兴盛，到春秋战国诸子百家的兴起，其思想闪耀着几千年的历史光辉，对于中医学的发展亦产生了深远的影响。在先秦诸子当中，如道家学说代表人物老子和庄子就明确提出了物质恒动的观点。《道德经·第二十五章》云："有物混成，先天地生。寂兮寥兮，独立不改，周行而不殆，可以为天下母。吾不知其名，字之曰道。"《道德经·第四十章》云："反者道之动。"可见老子的"道"是"周行而不殆"的，"恒动"的。《庄子·至乐》云："变而有气，气变而有形。"《庄子·知北游》云："人之生，气之聚也，聚则为生，散则为死。若死生为徒，吾又何患！故万物一也……通天下一气耳。"可见庄子的"一气"是变化聚散不止的，万物只是"一气"聚散变化的形式而已，体现了物质运动的一面。

二、中医论述恒动观

（一）《黄帝内经》论述恒动观

《黄帝内经》是中医学现存最早的一部医学基础理论著作，是中医学四大经典之一。《黄帝内经》受道家学说影响，在恒动观的认识上也一脉相承。《黄帝内经》中的恒动观贯穿于对宇宙、自然和人的认识：就宇宙而言，体现了宇宙由"气"的运动而来，如《素问·天元纪大论》引《太始天元册》的宇宙生成论，肇化、资始、运、布、总统、悬朗、周旋、既位、弛张、生化、章等词语的描述；由"气"的运动而来的宇宙处于不停的运动之中，《素问·六微旨大论》云："是以升降出入，无器不有"。就自然而言，自然界的"生长化收藏"等变化源于运动，《素问·六微旨大论》："出入废则神机化灭，升降息则气立孤危。故非出入，则无以生长壮老已，非升降，则无以生长化收藏。"这段文字是对人体之气的运动形式及其重要性的深刻阐述，生命过程可以说就是气的运动变化过程。可以说，中医认为人的生命活动，从发生、发展到消亡的全部过程，始终贯穿着一系列内部矛盾运动，这种运动就是升降出入。运动是自然规律，也是维持人体健康最基本的因素，生命运动的规律就是新陈代谢的过程，如果人体的升降出入运动发生障碍就会患病，百病丛生。所以中医学非常重视运用运动变化的观点来指导防病治病。就人而言，人的生命活动或生理过程是恒动的，如《灵枢·营卫生会》："人受气于谷，谷入于胃，以传与肺，五脏六腑，皆以受气，其清者为营，浊者为卫，营在脉中，卫在脉外，营周不休，五十而复大会，阴阳相贯，如环无端。"《素问·至真要大论》指出在诊疗疾病的过程中，要"谨守病机，各司其属，有者求之，无者求之，盛者责之，虚者责之"，本条着重提出了掌握病机的重要性，指出了探求病机是确定治疗的前提。临床上对于任何疾病，要认真地分析其病变机制，推求其盛何以盛，研究其虚何以虚。首先必须明确五脏、五气更胜的规律，分析五气中何气偏胜，五脏中何胜受病，然后才能进行正确的治疗，达到疏通其血气，使之调和畅达，恢复生理平衡的目的。其中也强调了要根据患者的症状分析其病机，也就是辨证的过程，凸显其重要性。

（二）《伤寒论》论述恒动观

《伤寒论》是中医学第一部理法方药完备、理论联系实际的临床医学著作，同为中医学四大经典之一，开创了六经辨证论治体系，为中医学辨证论治体系打下坚实基础（图6-4）。《伤寒论》同样指出在诊疗疾病过程中要"观其脉证，知犯何逆，随证治之"，是说根据四诊收集的病情资料，分析判断其病机，找到疾病的症结所在，在此基础上，针对病机进行施治。《伤寒论》的六经辨证是贯彻和体现恒动观的典范，可以说是恒动辨证理论和应用最好的医著之一。六经辨证把六经病看成一个整体的病变过程，而六经病中各个病证则是这整个病变过程中相互关联的一个阶段。仲景将阳气一分为三，本身就有恒动的含义在里面。三阴三阳实际上就是说明了人体的阴阳之气处在一个恒动的状态之中的。另外，辨病与辨证相结合，是仲景辨证论治的特色所在。《伤寒论》有关辨"证"的恒动观主要体现在两个方面：第一，恒动审势辨现证，就是依据现证的发病特点、临床表现、治疗过程，并结合证候本身的发展趋势而得出的辨证结论。如159条"伤寒服汤药，下利不止，心下痞硬。服泻心汤已，复以他药下之，利不止。医以理中与之，利益甚。理中者，理中焦，此利在下焦，赤石脂禹余粮汤主之。复不止者，当利其小便。"通过设例的方式体现了对于下利的治疗应具有恒动的观点，不能执一而论。第二，恒动审势辨新证。就是依据现有证候的发病特点、病机特点，并根据现证发展趋势及或其他干预因素而推导出的与现证发展密切相关的将发证候。如315条"少阴病，下利，脉微者，与白通汤。利不止，厥逆无脉，干呕，烦者，白通加猪胆汁汤主之。服汤，脉暴出者死，微续者生"。通过分析少阴病戴阳证，在疾病演变过程中可能出现的情况，并根据脉象判断其预后转归。从深一层次分析，在辨证过程中如果未能从少阴病下利推演出容易耗竭阴血这一恒动的病机特点，则很难领悟少阴阴气本少和阳中求阴的辨治意义。

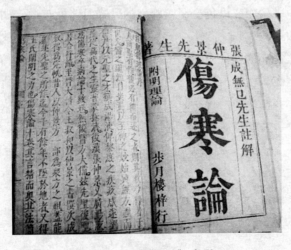

图6-4 《伤寒论》书影

（三）辨证论治中的恒动观

六经辨证奠定了辨证论治的基础，辨证论治体现了中医诊疗的特色。从辨证的角度看，疾病是不断变化和发展的，在不同疾病或同一疾病的不同阶段和过程中，会产生不同的决定疾病性质的矛盾，即出现不同的病机变化，与西医学认识和治疗疾病一定要找出致病因素，也就是疾病的根本矛盾所不同的是，中医在疾病不同阶段找不同矛盾。疾病的过程是有不同的发展阶段，不同阶段存在不同的主要矛盾。运动是绝对的，静止是相对的。在运动的疾病过程中，找到相对静止的那个点，也就是根据病机归纳出某个证，即根据辨证的结果，再采取相应的治疗方法。这也就要求我们诊病查疾时一定要随疾病的发展和变化，在不同的阶段及过程中，都要仔细、全面、系统地"观其脉证"，准确把握患者所表现出来的客观、实在的"脉证"，并将这些"脉证"进行整理分析和提炼，为下一步"知犯何逆"，抓住疾病的主要矛盾，寻求病机之所在打下基础。这样在疾病发展变化过程中，进行动态观察、具体分析、实事求是寻找出病机，从而达到准确辨证，为正确的施治提供充分保证，这就形成了中医的辨证论治的思维特色和方法优势，也就是"随证治之"的结果。

因此，中医学辨证论治中"辨证"对于"证"的认识和把握极为关键，也决定了后续"论治"的成功与否。而恒动观在辨证论治思维是中医学辨证论治理论中极为重要的内容，当病因作用于机体到发病，机体一直处于"邪正相争"的运动状态，寒热之邪因体质而发生转化。病势可循表里、六经、三焦、卫气营血、经络脏腑之不同方式发生传变，疾病本身也处于不停的发展变化中，这就决定了为医者必须运用恒动观的思维处理临床问题。因此，恒动观在辨证论治的过程中极其重要。

"证"本身就是疾病发展至某一阶段病机的概括和表现，发病的时间和阶段不同，病位有可能传变，病机也必然随之发生变化。外感疾病的发病过程虽然呈现明显的阶段性，但这种阶段性是相对的，永恒的传变则是必然的。在《黄帝内经》热病六经传变的基础上，张仲景作了进一步归纳提炼，提出了六经辨证纲领，指出了表证与六经病之间是动态传变的，六经病之间是动态传变的，六经病与坏病之间是动态传变的，六经病与劳复病之间也是动态传变的。同样，内伤杂病病位以相对恒定的脏腑为病变中心，而脏腑之间的相互联系、相互制约，使得脏腑病证也处于变化发展中，因而脏腑辨证也具有一定传变规律。《素问·玉机真脏论》云"五脏相通，移皆有次，五脏有病，则各传其所胜"，说明五脏病的传变受五行生克乘侮规律的影响。以咳嗽为例，咳嗽本为肺脏病变，但他脏病变亦可传变影响肺气的升降而伴见咳嗽，如肝火上冲犯肺作咳，或脾失健运痰湿蕴肺等。故而《素问·咳论》有"五脏六腑皆令人咳，非独肺也"之论，并有心咳、肝咳、脾咳、肾咳之说。这就说明，对于咳嗽的辨证，不能只考虑肺脏本身，还应注意其他脏腑的传变与影响。甚至在病性的辨证中，也存在着运动变化。如寒可化热，热可生寒，实可转虚，虚可致实等。因此，我们在防治疾病时，要始终持有恒动的观点，从疾病发展的全过程来进行考虑，而不能将其发展演变的各个阶段孤立的对待。此即《素问·移精变气论》云"变化相移，以观其妙，以知其要"的意义所在，这也是有关恒动观在辨证论治思维中体现的重要理论根据。

第三节　神圣工巧

中华文明源远流长，中华文化博大精深。作为中华文化孕育出的瑰宝之一——中医学，在其发展成长之中，亦深受中华文化熏陶，尤其是中国古代哲学思想的影响，在认识疾病、治疗疾病上形成以中庸、贵和、求衡、治本、循道等为代表思想的文化特征。

一、中庸思想与中医治疗

儒家思想对于中医学影响非常深远。儒家学派创始人孔子尊礼崇德，把"仁"作为人的道德理念和标准。儒家学派秉承中庸的思想，做事"允执其中""不偏不倚"。《论语·雍也》："中庸之为德也，其至矣乎。"中庸是儒家的道德标准，待人接物保持中正平和，因时制宜、因物制宜、因事制宜、因地制宜。中庸非中间，而是有不走极端之意。中医倡导"三因治宜"，即因时、因地、因人，和中庸思想十分吻合。如《素问·异法方宜论》云："黄帝问曰：医之治病也，一病而治各不同，皆愈何也？岐伯对曰：地势使然也。故东方之域，天地之所始生也。鱼盐之地，海滨傍水，其民食鱼而嗜咸，皆安其处，美其食。鱼者使人热中，盐者胜血，故其民皆黑色疏理。其病皆为痈疡，其治宜砭石。故砭石者，亦从东方来。西方者……北方者……南方者……中央者……故圣人杂合以治，各得其所宜，故治所以异而病皆愈者，得病之情，知治之大体也。"分析了五方地势、地形、地质、气候、物产等各自的特点，引出五方居民逐渐形成的不同的生活习惯和生活状况，在各自不同的地理环境和生活习惯的长期作用下，其体质也形成差异，所患的常见病、多发病亦不同，因而五方所发展起来的治疗方法也各具特色，体现了因地制宜的治疗原则。中医治疗是一种调理性治疗，而非对抗性。此外，《黄帝内经》中还有强调"天人相应"的四时调摄观、饮食不偏嗜的均衡观、运动中动静结合的养生观等，均体现了这种不走极端的中庸之道。

二、贵和思想与中医治疗

"贵和"既是中华民族悠久的文化传统，也是我国传统道德的重要规范。"贵和"的文化传统深深植根于我国人民的实际生活之中，深刻影响着人们的思想观念和行为方式。

何为和？《说文解字》中作龢，《说文·龠部》言："龢，调也。"为"调和、使和谐"之意。《广雅》云："和，谐也。"和包括了和顺、平和、和谐、适中等多重含义。早在春秋时期，《国语·郑语》曰"和实生物，同则不继"，意为实现了和谐，则万物即可生长发育，如果完全相同一致，则无法发展。从老子的"万物负阴而抱阳，冲气以为和"（《道德经·第四十二章》），管子的"和乃生，不和不生"（《管子·内业》），庄子的阴阳"交通成和而物生焉"（《庄子·田子方》），荀子的"万物各得其和以生"（《荀子·天论》），以及董仲舒的"和者，天地之所生成也"（《春秋繁露·循天之道》），张载的"太和所谓道"（《正蒙·太和》）等，都蕴含着"和实生物"的观点。"贵和"是处理人与自然关系的法则。"和"乃天道，自然有其自身的秩序，是和谐的整体。人与自然的和谐相处是人类各种关系和谐的基础，对自然和谐的破坏，就是人没有顺应自然。

孔子主张"和为贵"，《论语·子路》更是提出"君子和而不同，小人同而不和"的为人处世原则。这种"和而不同"追求的是君子与人相处能做到"团结、合群、和睦、宽容"却又不使双方失其独立性（不抹杀万物的差异）。简而言之，所谓贵和，就是重和谐，主张和而不同。和意味着以它平它，使矛盾各方面统一在一起，任何一方都不过分强大，以维持总体的和谐。体现在中医上，特别是健康的追求，或者治疗疾病达到最终的目的就是一个"和"。生理上的"和"，如《灵枢·本脏》提道"血和""卫气和""意志和""寒温和"，认为"此人之常平也"；《素问·生气通天论》说"内外调和，邪不能害"；《素问·六节藏象论》言"气和而生"

等。病理上的"不和"，即疾病，如《素问·调经论》指出"血气不和"，《素问·逆调论》提出："胃不和则卧不安"；《灵枢·脉度》提出："五脏不和，则七窍不通；六腑不和，则留为痈"等。《伤寒论》中亦有对于"和"的认识和论述，如生理状态下的"阴阳和""胃中和""营卫和""表里和"等，病理状态下的"胃气不和""胃中不和""卫气不共荣气谐和""卫气不和""表解里未和"等。这些中医经典中都强调了"和"的重要，治疗"不和"的状态，追求"和"的终极目标。

三、求衡思想与中医治疗

从"中庸"到"贵和"，其实是追求的一种平衡。"中庸"是在两极中求平衡，"贵和"是在发展中找平衡。中医学治疗疾病强调"阴平阳秘，精神乃治"，达到"以平为期"的目的。这种阴阳协调的状态，并不是阴阳对等，强调的也是一种平衡。在治疗法则倡导"寒者热之，热者寒之，虚者补之，实者泻之"，采用的是纠正机体这种阴阳不协调的状态，重新建立一种新的平衡。

平衡无处不在，有稳定的平衡，也有脆弱的平衡。中国五大斜塔崇左归龙斜塔、苏州虎丘塔、辽宁绥中塔、松江护珠塔、当阳铁塔，屹立了几百年到上千年不倒，正是在这种倒与不倒之间建立了一种平衡关系。

中华武术历史悠久，缘起于我国远古祖先的生产劳动，并逐步演变成为一种技艺，曾作为古代科举考试制度之一——武举制度的考试项目。武术由过去单纯的攻防动作逐步发展成可以单独演练的套路形式。时至今日，武术中的养生保健防病功能受到广大群众推崇，得到国家大力推广，如五禽戏、八段锦、易筋经、太极拳等。其中太极拳普及率极高，动静结合，非常适合中国人练习，同时太极拳的要领亦甚合平衡之道。《张三丰太极炼丹秘诀》指出太极拳："一举一动，周身俱要轻灵，尤须贯力（指顺势而为，勿使蛮力），气宜鼓荡，神宜内敛（动作轻缓、舒展，忌突然发力。神宜内敛即精神与动作高度统一，不宜神意张显），毋使有凸凹处，毋使有断续处（忌大伸大展，大曲大收，犹如行云流水，绵延不间断也）。其根在脚发于腿（脚犹根也，不可蹒跚而动，每动脚皆由腿带而方能起）。主宰于腰（腿又由腰而主宰），形于手指（指外象发于手），由脚而腿而腰，总须完整一气（指全身统一完整，不可偏执一处）……若将物掀起而加以挫己之力，斯其根自断，乃坏之速而无疑（如举重物，已用十二分气力，虽能力挺，惜伤筋动骨矣。如能借势就势，借力得力，方能以柔克刚，起到四两拨千斤之功效）。"强调的就是以柔克刚，勿使蛮力，借力打力，四两拨千斤的重要性。其中的关键在什么地方？就是在于平衡。打太极拳"主宰于腰"，腰其实是人身体重心的平衡点，把握了这个关键才能打好太极拳。此外，太极拳中有些招式，如云手就是通过防守进击，破坏对手的平衡而达到制胜的目的。

中医治疗疾病重视邪正之间的关系，法则不外乎扶正与祛邪两方面。治疗上也是在扶正与祛邪上权衡，而找出一个平衡点。特别是祛邪，要予邪以出路，充分利用了人体自身的特性（腔道）。这也是在找到突破口的基础上，顺势而为，一击制敌。《素问·汤液醪醴论》提道："平治于权衡，去宛陈莝，微动四极，温衣缪刺其处，以复其形。开鬼门，洁净府，精以时服；五阳已布，疏涤五脏，故精自生，形自盛，骨肉相保，巨气乃平。"这里谈到治疗水肿采用"开鬼门，洁净府"的办法，即发汗、利小便，是充分利用了毛窍和尿道，将邪气排出体外。《金匮要略》进一步指出："诸有水者，腰以下肿，当利小便；腰以上肿，当发汗乃愈。"针对水肿病情的不同，区别对待的方式。《素问·阴阳应象大论》云："其高者，因而越之；其下者，引而竭之；中满者，泻之于内。其有邪者，渍形以为汗；其在皮者，汗而发之；其剽悍者，按而收之；其实者，散而泻之。审其阴阳，以别柔刚，阳病治阴，阴病治阳，定其血气，各守其乡。血实宜决之，气虚宜掣引之。"明确指出了邪气所处层次部位的不同，治法有异，突出的还是一个因势利导，水到渠成。治疗最终的目的还是建立一种平衡，阴阳协调，气血调和的状态。清代医家喻昌倡"衡法"，坎离相衡即上下相衡，相衡之位为坎；以中守衡即中央与四周相衡，以"培养""招纳""解散""养胃阴"为法；与邪相衡即正气与邪气相衡，对于急病攻邪不可攻尽，需激发人体自然疗能，对于慢性病需正邪相合，托附相安；身心平衡即形神相衡，恬淡虚无，精神内守，病安从来。正是这种求衡的表现之一。

四、治本思想与中医治疗

本是一个指事字，《说文解字》言："本，木下曰本。"原指草木的根或靠根的茎干，进而衍生指事物的根基或主体。战国兵书《尉缭子》有一篇名"治本"，阐述了治理人民要以衣食为基础，做到"使民无私"，国家方能安定繁荣。中医学强调治本。标本是中医学中非常重要的一个概念。标本治则是中医治疗原则中的重要组成部分。标是疾病表现于临床的现象和所出现的证候；本是疾病发生的病机，即疾病的本质，或者相对地指先病的脏腑及其病理表现。《素问·至真要大论》云"知标与本，用之不殆……言标与本，易而勿损，察本与标，气可令调"，《素问·标本病传论》云"病为本，工为标。标本不得，邪气不服，此之谓也"，"知标本者，万举万当；不知标本，是谓妄行"，说明疾病是千变万化，错综复杂的，但只要明确标与本的关系，施以正确的治疗，就能收到理想的疗效。《素问·阴阳应象大论》云："治病必求于本。"病本能除，则标病随之而解。治疗疾病，首先要通过仔细的辨证，找出疾病的本质所在，有的是病，而有的是症，病除则症自愈，可见治病求本的思想是中医治病的整体观念、辨证施治两大特点在临床上的综合反映，体现了中医治病的彻底性，是辨证施治的精神所在，也是中医治疗的根本原则。

中医对于标本关系的认识，治疗上的取舍，同时也反映了疾病在不同阶段、不同时期，对于主要矛盾和次要矛盾的处理。何时治本？何时治标？把握病机尤为重要。《素问·至真要大论》："帝曰：善。夫百病之生也，皆生于风寒暑湿燥火，以之化之变也。经言盛者泻之，虚者补之。余锡以方士，而方士用之，尚未能十全。余欲令要道必行，桴鼓相应，犹拔刺雪污，工巧神圣，可得闻乎？岐伯曰：审察病机，无失气宜，此之谓也。"正是强调了审查病机的重要性。《黄帝阴符经》云："动其机，万化安。"张景岳在形容其的重要性时提道："医不可无易，易不可无医，设而能兼而有之，则易之变化出乎天，医之运用由乎我。运一寻之木，转万斛之舟，拨一寸之机，发千钧之弩。"善治者，巧妙地把握了时机，方能"桴鼓相应""犹拔刺雪污"。

五、循道思想与中医治疗

《道德经》作为道家哲学思想的重要来源，其核心概念是对"道"的阐释。何谓"道"？"道"是宇宙的起源、本根、归宿；万有的路向、原理、依准。老子的道是一个抽象的含义，在《道德经》开篇就提道"道可道，非常道；名可名，非常名"。老子之道指向天人合一的精神，老子的"人法地，地法天，天法道，道法自然"体现了人取法于道。道是万物的根源与依据，老子从"道"的属性中探究与"自然"相关的逻辑关系，其根本在于道生万物，即"道生一，一生二，二生三，三生万物"。其倡导的"道法自然"，"道""物"合一，对中医学"天人相应"的整体观和辨证论治影响较大，实为一脉相承。《道德经》寥寥五千余言，内涵丰富，对于"道"的阐释，还涉及修身治国。《道德经·第三十一章》云："夫兵者，不祥之器，物或恶之，故有道者不处。"中国文明几千年发展，正是体现了这种"有道"特性，中国是"有道"的国家，中华民族是"有道"的民族，中医药文化同样秉承这样的特性。

"形而上者谓之道"，《素问·上古天真论》言"法于阴阳，和于术数"，强调了知"道"的重要性。传统文化中还有"本"与"末"，"道"与"术"表述。中医学的"本"则是要作一种动态的"回推"，即从实体性病灶回推至阴阳乃至道才算真正"求于本"：时时刻刻循道而行则阴阳不会失衡，在正常阴阳交互作用下，具体病灶也没有产生的环境和机会。这是真正意义上的"治未病"，达到传说中扁鹊的大哥所具有的水平"于病视神，未有形而除之"，属于道的范畴。而扁鹊"镵血脉，投毒药，副肌肤间"，技艺虽高，但属于术的范畴。道是一种境界，需要不断去追求；术是一种技艺，同样需要不断磨炼。宋代禅宗大师青原行思（靖居和尚）提出参禅的三重境界是：第一重境界是"看山是山，看水是水"；第二重境界是"看山不是山，看水不是水"；第三重境界是"看山还是山，看水还是水"。见山是山，见水是水，是说看到事物的表象；见山不是山，见水不是水，是说透过表象看到了本质；见山还是山，见水还是水，是从本质又联想到发展出的事物。用浅显的比喻，明了道与术的区别所在。中医的"上工"，循道而行，真正掌握和运用好了中医的奥妙。

第四节 天衣无缝

中医药经历了原始的本能医学、巫术医学、经验医学等过程，在不断的探索和积累当中，迸发出智慧的火花，形成独特的诊疗疾病的理论和方法。辨证论治就是中医药辨治疾病的重要方法，完美融合了中医中药两个体系，实现了理法方药一线贯通的妙用。

一、中医药起源

中医药的出现有悠久的历史。早在夏商周时期，中国就已出现药酒及汤液。在殷商甲骨文中，已经有关于医疗卫生及十多种疾病的记载。周代已经开始使用望、闻、问、切诊病，应用草药、针灸、手术等治疗方法。秦汉时期出现了现存最早的一部中医理论经典著作——《黄帝内经》。《黄帝内经》分《灵枢》《素问》两部分，重点论述了脏腑、经络、病因、病机、病证，以及针灸等诊疗原则，提出不治已病治未病的预防养生思想，以及整体观、阴阳五行学说、脉象学说、藏象学说、运气学说等，涉及医学、天文学、地理学、心理学、社会学，哲学、历史等，为中医的发展奠定了基础。东汉时期医圣张仲景的《伤寒杂病论》，专门论述了外感热病和内伤杂病的辨证诊疗原则。其中《伤寒论》确立六经辨证的纲领，形成理、法、方、药的体系，为八纲辨证论治奠定基础；《金匮要略》以脏腑的病机理论进行分类，发展了病因学说。《伤寒杂病论》为后世的中医临床医学奠定了发展的基础。此后，中医理论不断补充和发展，辨证论治体系日臻完善。

中药起源于古人的生活、生产实践，自古有药食同源的说法。经过无数人的无数次的试验，先民们慢慢搞清了哪些植物能吃，哪些植物不能吃，慢慢积累了食用经验。在文字还未产生前，先民们尝百草获得的经验只能靠口耳相传来交流传播，以后有了结绳契刻的记载方法。直到文字发明，才开始用文字记载。秦汉时期出现了现存最早的药物学专著《神农本草经》。"神农尝百草……一日而遇七十毒"是流传下来最早的典故，真实地反映了人与自然、疾病斗争，逐步地发现和应用药物，积累医学经验的艰辛过程。《神农本草经》记载了365种药物，分为上中下三品，药物理论涉及四气五味、有毒无毒，并首次提出了"君臣佐使"的方剂理论，至今仍为临床应用。后世不断完善发展，中药理论形成了比较完备的体系。

二、中医、中药两个系统在辨证论治中的统一

辨证论治，又称作辨证施治，包含了辨证和论治两个阶段。辨证论治是中医的基本特点，但辨证在前，论治在后，要想取得好的临床疗效，快速、准确的辨证是首要的，只有准确"辨证"后才能正确"论治"。辨证是决定治疗的前提和依据，论治是治疗疾病的手段和方法。通过论治可以检验辨证的正确与否。辨证论治的过程，就是认识疾病和解决疾病的过程。辨证和论治，是诊治疾病过程中相互联系不可分割的两个方面，是理论和实践相结合的体现，是理、法、方、药在临床上的具体运用，是指导中医临床工作的基本原则。中医传统诊疗注重功能状态，任何疾病的发生、发展总是要通过症状、体征等疾病现象去认识疾病的本质，疾病的临床表现以症状和体征为基本的组成要素。症是指疾病的个别表面现象，是患者主观感觉到的异常感觉或某些病态改变，而能被觉察到的客观表现则称为体征，如脉象、舌苔等。症状是疾病的客观表现是认识疾病和进行辨证的主要依据，而证是机体在疾病发展过程中的某一阶段的病理概括，它所包含的内容为疾病处于某一阶段的各种临床表现，反映疾病的因（病因）、位（病位）、性（病性）、势（疾病发展趋势），反映机体自身的调节能力，反映机体与外界环境的联系，为治疗提供正确的方向。辨证隶属于中医体系，从望、闻、问、切四诊中收集的症状，再经过辨病因、病位、病机、病势等过程，最后确定证名，以便下一步论治；论治隶属于中药体系，论治是根据辨证的结果确定治法，再根据治法处方用药，特别是药物的选取，需遵循一定的规律，同时也是决定辨证成败的关键一步。

实现辨证的过程，还需要辨证思维的参与，也就是通过一定的辨证方法，将辨病因、病位、病机、病势等进行有机整合，最后得出实质的证。常用的辨证方法有以下几种：脏腑辨证、经络辨证、气血津液辨证、病因辨证、八纲辨证、六经辨证、卫气营血辨证，以及三焦辨证。但诸多辨证方法中，又以八纲辨证为辨证的总纲。所谓八纲辨证，是将外感内伤等诸多错综复杂的病证，分为阴、阳、表、里、寒、热、虚、实八类证候，其中表、热、实证属阳，里、寒、虚证属阴。阴阳又是八纲辨证的总纲，因此阴阳是中医辨证的总纲领。

就辨证而言，阴阳可区分病因性质，如外感六淫中，风、热、暑为阳邪，寒、湿为阴邪。阴阳还可以用于归纳四诊的资料。从望诊角度看，将皮肤色泽润泽鲜亮者归属阳证，枯槁晦暗者归属阴证；将水肿上半身先肿者归属阳证，下半身先肿者归属阴证；将小便短赤归属阳证，小便清长归属阴证等。从闻诊角度看，将语声洪亮、呼吸气粗者归属阳证，将语声低微、呼吸无力、气息微弱者归属阴证等。从问诊角度看，将发热、烦渴、饮冷归属阳证，将恶寒、身凉、喜热饮归属阴证。从切诊角度看，以部位分，寸为阳，尺为阴；以脉相分，大、浮、数、动、滑为阳，沉、涩、弱、弦、微为阴。所以说，以阴阳归纳四诊资料，是认识疾病和辨别证候的基础。

就论治而言，阴阳可区分药物的特性和作用趋向。了解了药物的阴阳分类，就基本上可以掌握该药的功效特点了。早在《神农本草经》其序云："药有酸咸甘苦辛五味，又有寒热温凉四气。"中药的四气指药物的寒、热、温、凉四种特性，又称四性。药物的寒、热、温、凉，是从药物作用于机体所发生的反应概括出来的，是与所治疾病的寒、热性质相对而言。其中热、温属于阳、寒、凉属于阴。药物的五味指辛、酸（涩）、甘（淡）、苦、咸，是通过长期的用药实践所获得的疗效而确定的。《素问·脏气法时论》总结为"辛散、酸收、甘缓、苦坚、咸软"，这是对药物的五味功能化最早的总结和概括。《素问·阴阳应象大论》认为"辛甘发散为阳，酸苦涌泄为阴，咸味涌泄为阴，淡味渗泄为阳"。从气味厚薄上分阴阳认为"味厚者为阴，薄为阴之

阳。气厚者为阳，薄为阳之阴。味厚则泄，薄则通。气薄则发泄，厚则发热"。一般辛、甘（淡）属于阳，酸（涩）、苦、咸属阴。中药的升降浮沉是指药物在人体内的作用趋向，可称之"药势"，这种"药势"对于治疗疾病来说具有极其重要的作用。升有上行举陷、升提之意，趋向于上；降含趋下渗利、降逆之意，趋向于下；浮寓外行趋表、轻浮宣散之意；沉具内行泄利、重镇潜纳之意，趋向于里。其中升、浮为阳，沉、降为阴。

辨证中的阴阳和论治中的阴阳如何统一起来？中医和中药两个系统，是如何实现理法方药一线贯通的呢？答案就是通过治则治法。通过治则治法的确立，将辨证的结果导入论治之中，实现了医药融合，理法方药一线贯通。治则是在整体观念和辨证论治理论指导下，根据四诊（望、闻、问、切）所获得的客观资料，在对疾病进行全面分析、综合与判断的基础上而制订出来的对临床立法、处方、遣药具有普遍指导意义的治疗规律。中医学治疗疾病的总则是治病求本，以平为期，知常达变，因势利导，基本治则有扶正祛邪、标本先后、正治与反治、调整阴阳、调和气血、调整脏腑、三因（因时、因地、因人）制宜等。

以治则"调整阴阳"为例，"阴平阳秘，精神乃治"，"阴阳乖戾，疾病乃起"，阴阳的失调是重要的病机，因此调整阴阳是重要的治则之一。它包含了损其有余和补其不足两方面。损其有余，又称损其偏盛，是指阴或阳的一方偏盛有余的病证，应当用"实则泻之"的方法来治疗。又分为抑其阳盛和损其阴盛。具体而言，对阳热盛者，则以阴制阳，以寒凉药物制约阳热邪气。对阴寒盛者，则以阳制阴，以温热药物制约阴寒邪气。但如阳热太盛，已伤阴液，则当在制约阳热邪气的同时，兼以养阴。若阴寒太盛已伤阳气，则当在制约阴寒邪气为主的同时，兼以补阳。这又是攻补兼施的方法。补其不足，是指对于阴阳偏衰的病证，采用"虚则补之"的方法予以治疗的原则。病有阴虚、阳虚、阴阳两虚之分，故有滋阴、补阳、阴阳双补之别。对阴偏衰者，则以滋润阴柔的药物补阴。对阳偏虚者，则以温热阳性药物补阳。而如阴阳两虚，则又需要阴阳气血两补。但如阴阳偏衰而进一步导致了另一方的相对偏亢，如阴虚而生内热，阳虚而生内寒，则称为"虚热"和"虚寒"之证，又应当养阴以制阳和补阳以胜阴。至于阴阳两虚者，又应当阴阳两补。正如《素问·至真要大论》所云："谨察阴阳而调之，以平为期。"

如果进一步深入的话，还可以结合五行学说讨论辨证与论治二者之间的关系。《尚书·洪范》提及的"水曰润下，火曰炎上，木曰曲直，金曰从革，土爰稼穑"有关五行的特性，对应人体五脏六腑。人体是一个以五脏为中心、以经络为联系纽带的有机整体。因此疾病的发生往往是整体病变在局部的反映。其中肝属木，心属火，脾属土，肺属金，肾属水。结合之前阴阳辨证的例子，如果辨为是阳虚证，结合脏腑辨证定位在脾，就是脾阳虚证，治则是补其不足，具体治法是温补脾阳。首先从药物选择来看，应选温阳药，性味温热，归经为脾，如黄芪、白术、干姜、炙甘草等。又根据方剂配伍理论君臣佐使及七情相合等，最后确定使用理中丸。从理法方药一线贯通来看，脾阳虚的患者症见食少腹胀，腹痛绵绵，喜温喜按，畏寒怕冷，四肢不温，面白少华或虚浮，口淡不渴，大便稀溏，甚至完谷不化，或肢体浮肿，小便短少，或白带清稀量多，舌质淡胖或有齿痕，舌苔白滑，脉沉迟无力等。辨证属于脾阳虚证，治则补其不足，治法为温补脾阳，选方理中丸。理中丸中干姜为君，性热味辛，归脾、胃、肾、心、肺经，功能温中散寒、回阳通脉、温肺化饮；党参（《伤寒论》原书为人参，今多用党参代替）为臣，性平味甘，归脾、肺经，功能补中益气、健脾益肺；白术为佐，性温味甘苦，归脾、胃经，功能健脾益气、燥湿利水、止汗、安胎；炙甘草为使，性平味甘，归心、肺、脾、胃经，功能补脾和胃、益气复脉、缓急止痛、调和诸药。结合药物选择和方剂配伍来看，四味药均入脾经，性温热或平（"寒者热之"），味辛或甘或苦（《素问·脏气法时论》曰："脾欲缓，急食甘以缓之，用苦泻之，甘补之"，"脾苦湿，急食苦以燥之"），均具有温阳散寒或补中益气的功效（相须为用），君药干姜针对主要症状及主要病机而设。

可以说，辨证论治是通过综合症状、审辨病性，对人体病变的性质所做的一个总结和提炼，通过中医独特的思辨方式，从临床症状、体征等信息中归纳总结、提炼升华，抓住疾病的根本性质，并针对病体的这一性质进行治疗的过程。辨证论治标志了一种中医学最为基本的思维方法，它透过现象（症状、体征）看本质（证候），是一种藏于内而象于外的思维模式针对人体病变的实际应用。通过治则治法这一纽带，将辨证与论治紧密结合，无缝切换，实现了中医中药两个系统的完美结合。

【思考题】

1. 如何利用"黑箱理论"体会中医认知疾病的独特思维？
2. 如何从物质运动恒动观的角度，认识中医辨治疾病的特点？
3. 从求衡性调理角度，中医治疗疾病有哪些奇思妙想，具体是如何运用的？
4. 如何利用中医中药两个体系实现中医理法方药一线贯通的？

第七章

自然馈赠

源于自然，敬畏自然，道法自然，是中医药学的根本哲学智慧之一。"天覆地载，万物悉备，莫贵于人，人以天地之气生，四时之法成"（《素问·宝命全形论》），人是自然界的一分子。中医治病的主要药物是天然植物，统称为本草。或来自高山之巅，或藏于悬崖之下的中华本草，是大地的珍宝，能够发现和利用自然馈赠的本草治疗伤病，是人类本能的生存智慧。千百年间，人们寻找本草，验证本草，利用本草，反映了人与自然融洽相处的历史。

第一节　四气五味，升降沉浮

说起中药本草的起源，人们会不约而同地想到"神农尝百草"的传说。据《帝王世纪》载，神农"尝味草木，宣药疗疾，救夭伤人命"。神农氏即我国古代"三皇"之一的炎帝，他和黄帝一起，被尊为中华民族的共同祖先，见图7-1、图7-2。传说神农氏牛头人身，他为了给子民们寻找可食的植物，"尝百草之滋味，一日而遇七十毒"。正是他尝百草的实践，为人们界定了植物中的食物和药物。

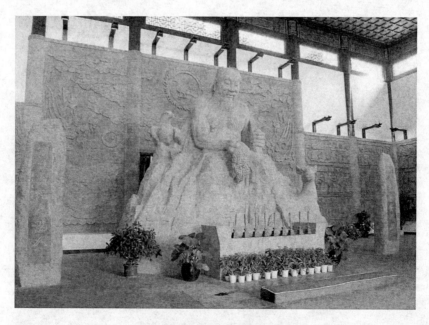

图7-1　湖南省炎陵县炎帝陵神农纪念馆神农雕像

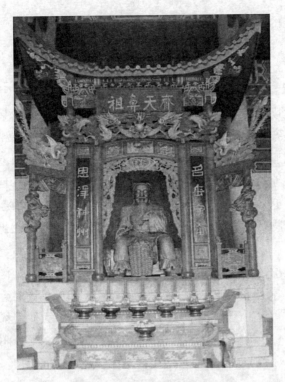

图 7 - 2　湖南省炎陵县炎帝陵神农殿神农神像

实际上"神农尝百草"是对古代先民们采食辨认药物集体行为的一个神化托词，反映了中华本草的起源是来源于生活所需，并经历了长期的积累沉淀。在原始社会，生产力非常低下，我们的祖先基本靠渔猎和采集来维持生计。而在当时的条件下，渔猎的收获要靠运气，很不稳定。那么采集各种植物成了稳定的食物来源。在采食过程中，难免会误食一些有毒或会引起身体剧烈反应的植物，诸如呕吐、腹泻、昏迷，甚至死亡。经过无数人的无数次的试验，先民们慢慢搞清了哪些植物能吃，哪些植物不能吃，并且进一步发现那些本来不能吃的植物可以利用它们的毒性反应来医治人体的疾病，即所谓"以毒攻毒"。也就是在这些尝试与经验的积累中，人类第一次认识到了自然界蕴藏的一大宝藏——药草。中药，就这样产生了。所以汉字中"药"字是草头，从草，因为最早的药物都是植物，后来才扩展到动物和矿物。

中医学认为，任何疾病的发生发展过程都是由于致病因素作用于人体，引起机体阴阳偏盛偏衰，脏腑经络功能失常的结果。中药防病治病的基本作用：不外是祛邪去因，扶正固本，协调脏腑经络功能，从而纠正阴阳偏盛偏衰，使机体恢复到阴平阳秘的正常状态。药物之所以能够针对病性，发挥上述基本作用，是由于各种药物各自具有若干特性和作用，也称为药物的偏性。正如清代医家徐灵胎所说："凡药之用，或取其气，或取其味……各以其所偏胜而即资之疗疾，故能补偏救弊，调和脏腑，深求其理，可自得之"，即"以草木偏性，攻脏腑之偏胜"。这是中药治疗疾病的根本科学原理所在。

本草的"偏性"，即中药的性能，是指药物的性味和功能。每一种药物都具有不同的性能，把各种中药的性能归纳起来，可根据四气五味、升降浮沉及归经等进行分类认识。对中药性能的认识，是历代医家在医疗实践中逐步探索出来的。

一、四气、五味

四气、五味就是药物的性味，每一种药物都具有性和味两个方面。这是说明药物功效的主要依据，也是构成药物性能的重要部分，对临床实践具有重要的指导意义。

（一）四气

气，是指药物的性质，四气就是寒、热、温、凉四种不同的药性。所以四气，又称四性。而温与热、寒与凉仅仅是程度上的差异，温次于热，凉次于寒，微寒相当于凉，大温相当于热，因此，寒凉和温热实质上是寒热两类药性。此外，还有平性药，是指寒凉和温热性质不甚明显，作用比较平和的药物，但实质上仍有偏温、偏凉的不同，仍然属于四气的范围，所以不称五气，而仍称四气。四气之中，寒凉属阴，温热属阳。

药性的寒、热、温、凉，是根据药物作用于人体所发生的反应和治疗效果而归纳出来的。凡是能够治疗热性病证的药物，便认为是寒性或凉性；能够治疗寒性病证的药物，便认为是热性或温性。

四气的作用：一般地说，寒凉性药物大多具有清热、泻火、解毒等作用，常用于治疗有大热烦渴、面红目赤、脉洪数等热证阳证表现的患者，如石膏、知母、黄连等；温热性药物大多具有温中、助阳、散寒等作用，常用于治疗有畏寒肢冷、面色苍白、大便清稀、脉微弱等寒证阴证有表现的患者，如附子、干姜、肉桂等。由此可知，如果不明四气，不分阴阳，治疗阳证热证用热药，阴证寒证用寒药，药证不合，则势必促使病情恶化，甚至造成死亡。

（二）五味

味，是指药物的味道，五味就是辛、甘、酸、苦、咸五种不同的味道。此外，还有淡味，因其药味不甚明显，前人将它附属于甘，常甘淡并称。因此，一般仍称五味。这些味道，主要是由味觉器官辨别出来的，或是根据临床治疗反映出来的效果而确定的。前人在长期医疗实践中，发现不同味道的药物具有不同的治疗作用，因而总结了五味的用药理论，对于临床用药有重要指导意义。

1. 辛　能散能行，具有发散、行气、活血的作用，常用于治疗外感表证和气血阻滞病证。如紫苏叶发表、木香行气、川芎活血等。

2. 甘　能补能缓，具有补养、缓和的作用。常用于虚证或具有拘急疼痛表现的病证。如人参补气，熟地黄补血，甘草和中、缓急止痛等。

3. 酸　能收能敛，具有收敛固涩的作用。常用于虚汗外泄、遗精带下、久泻不止等病证。如五味子收敛止汗、金樱子固精止遗、诃子涩肠止泻等。

4. 苦　能泻能降能燥，具有泻火、泻下、降逆及燥湿的作用。常用于热性病，以及具有大便不通、气逆胀满等表现的病证。如黄连泻火、大黄泻下通便、杏仁降逆平喘、厚朴燥湿散满等。

5. 咸　能下能软，具有润下软坚的作用。常用于治疗瘰疬痰核、大便燥结等病证。如牡蛎软坚散结、芒硝润下通便等。

6. 淡　能渗能利，具有渗湿利水的作用。常用于治疗湿邪阻滞、小便不利等病证。如茯苓、通草，既能渗湿又能利水等。

一般而言，五味之中，辛甘淡为阳，酸苦咸为阴。

二、升降浮沉

升降浮沉是指药物作用于人体上、下、表、里的四种趋向而言。升是上升举陷，趋向于上；

降是下降平逆，趋向于下；浮是上行发散，趋向于表；沉是下行泄利，趋向于里；升与浮、沉与降，其趋向是类似的。升浮药主上升而向外，具有升阳、发表、散寒和催吐等作用；沉降药主下行而向内，具有清热、泻下、利水、潜阴、降逆、收敛和止吐等作用。

药物升降浮沉的不同作用，与四气五味、质地轻重及炮制等都有密切联系。凡是味辛甘、气温热的药物，大都能升浮，如麻黄、黄芪等；味酸苦咸、气寒凉的药物，大都能沉降，如大黄、芒硝等。凡花叶及质轻的药物，大多能升浮，如辛夷、紫苏叶、升麻和桔梗等；子实及质重的药物大多能沉降，如紫苏子、枳实、石决明和代赭石等。但其中也有一些例外情况，如旋覆花、番泻叶等花叶类药物，其性应升而反降；蔓荆子、苍耳子等果实类药物，其性应降而反升，即大家耳熟能详的"诸花皆升，旋覆独降；诸子皆降，蔓荆独升"，这说明药物在一般规律中各有其特性。

药物的升降浮沉，虽是以气味和质轻重为依据，但由于中药的运用，多以复方出现，故其性能每随着配伍、炮制而有所转化。如沉降药经酒制或与较多、较强的升浮药同用，也能随之而上升；升浮药经盐制或与较多、较强的沉降药同用，也可随之而下降。因此，在临床用药时，除掌握一般原则外，还要知其中的变化，才能达到准确运用中药的目的。

在本节中，我们之所以回顾本草的起源，复习中药的四气、五味和升降浮沉理论，是想站在科学、哲学和文化角度，深刻理解、认识中药的自然属性和治病原理的科学性，从而坚定中医药文化自信，自觉加强中医药基本理论的学习和掌握，更好地做好中医药的传承创新，回归中医本源，坚守岐黄正道。

第二节　用药如用兵

宋末名臣文天祥有诗云："理身如理国，用药如用兵。"世间之事，"术"虽不同，"道"却相通。"理身如理国"不必多说，古人历来讲究"修身、齐家、治国、平天下"；而对于"用药如用兵"，清代名医徐大椿曾著有《用药如用兵论》，将用药与用兵对比而论，阐述得非常精辟。

徐大椿《医学源流论·用药如用兵论》云："圣人之所以全民生也，五谷为养，五果为助，五畜为益，五菜为充，而毒药则以之攻邪。故虽甘草、人参，误用致害，皆毒药之类也。古人好服食者，必生奇疾，犹之好战胜者，必有奇殃。是故兵之设也以除暴，不得已而后兴；药之设也以攻疾，亦不得已而后用，其道同也。"这是将药、食的功用分开，指出药物是用来治病的，食物是用来养生的。因此用药就像用兵除暴一样，有病才能用药，无病用药反而会导致异常的病患。就算是甘草、人参那样平和的药物，误用也会有害于人体，不可乱用。徐氏将医之用药与将之用兵来比喻，认为"其道同也"，其鲜明的"用药如用兵"观点深为后世医家所称道。

中药治病不同于西药的一个显著特点是多用复方，取药物配合的综合药性，这种综合药性不是简单的药物性味相加，而是配伍之后产生新的复杂的治疗成分，从而实现"多靶点"整体疗效，因而产生了中药配伍的方剂理论。

如上节所述，在远古时代，我们的祖先在生产生活实践中，逐渐发现了药物的治疗作用，最初只是使用单味药物，后来经过无数代人的尝试发现，几味药物配合起来治疗的效果更好，于是逐渐形成了方剂。在春秋战国时期，就已建立了指导实践的方剂理论，特别是东汉张仲景著《伤寒杂病论》，创造性地融"理、法、方、药"于一体，"其方精而奥，其法简而详"，为方剂学的形成奠定了基础。

方剂是由药物组成的，药物的功能各有所长，也各有所偏，通过合理的配伍，增强或改变其原有的功用，调其偏性，制其毒性，消除或减缓其对人体的不利因素，使各具特性的药物发挥综合功效，这就是方剂的科学性所在，所谓"药有个性之专长，方有合群之妙用"。徐大椿在《医学源流论·方药离合论》中说："方与之药，似合而实离也。得天地之气，成一物之性，各有功能，可以变易气血，以除疾病，此药之力也。然草木之性，与人殊体，入人肠胃，何以之如之所欲，以致其效，圣人为之制方，以调剂之，或用以专攻，或用以兼治，或用以相辅者，或以相反者，或以相用者，或以相制者，故方之既成，能使药各全其性，亦能使药各失其性，操纵之法，有大权焉，此方之妙也。"方剂是运用药物治病的进一步发展与提高。

山东中医药大学祝世讷教授在其论文《中药方剂的三个原理问题》中指出：中药、方剂的整体功效与其有效成分的功效之间有着原则性差别，整体功效与成分功效之间具有"整体不等于部分之和"的关系，方剂的整体功效不等于方内各药的功效或其相加和，这是一种整体取性原理。因此，对于中药而言，不传之秘在于药物配伍。

在方剂配伍中，药物起的作用自然有主次轻重之分，中医学在不断总结经验的基础上，对配伍规律主要有"君臣佐使"和"七情"之说。

一、君臣佐使

"君臣佐使"原指君主、臣僚、僚佐、使者四种不同身份地位的人，分别起着不同的作用，后来被中医借用，成为约定俗成的中医专业术语，指中药配方中的各味药的不同作用。"君臣佐使"在中医药典集中最早出现是在药学著作《神农本草经》，谓："上药一百二十种为君，主养命……中药一百二十种为臣，主养性……下药一百二十五种为佐使，主治病；用药须合君臣佐使。"《黄帝内经》对此也有论述，《素问·至真要大论》说："主病之谓君，佐君之谓臣，应臣之谓使"。金代张元素则明确说："力大者为君。"元代李杲在《脾胃论》中则云："君药分量最多，臣药次之，使药又次之。不可令臣过于君，君臣有序，相与宣摄，则可以御邪除病矣。"清代吴仪洛进一步解释说："主病者，对证之要药也，故谓之君，君者，味数少而分两重，赖之以为主也。佐君之谓臣，味数稍多，分量稍轻，所以匡君之不逮也。应臣者谓之使，数可出入，而分两更轻，所以备通行向导之使也。此则君臣佐使之义也。"

根据历代医家论述，《方剂学》（段富津主编，上海科学技术出版社）对"君臣佐使"含义和作用界定如下。

君药：是针对主病或主证起主要治疗作用的药物。其药力居方中之首，用量较作为臣药、佐药应用时要大。在一个方剂中，君药是首要的，是不可缺少的药物。

臣药：有两种意义，一是辅助君药加强治疗主病或主证的药物。二是针对兼病或兼证起治疗作用的药物。

佐药：有三种意义，一是佐助药，即协助君药、臣药经加强治疗作用，或直接治疗次要的兼证。二是佐制药，即用以消除或减缓君、臣药的毒性与烈性。三是反佐药，即根据病情需要，用与君药性味相反而又能在治疗中起相成作用的药物。

使药：有两种意义，一是引经药，即能引方中诸药以达病所的药物。二是调和药，即具有调和诸药作用的药物。

为更好地理解"君臣佐使"的意义，下面以经方麻黄汤为例说明。麻黄汤是大家耳熟能详的《伤寒论》经方，主治风寒束表证，临床表现为恶寒发热、头痛、身疼、喘逆、无汗、脉浮。方中麻黄味苦性温，为肺经专药，能发越阳气，有发汗解表、宣肺平喘之功，是此方之君药，对于整个病证具有导向和统率的作用；桂枝温经散寒、透营达卫，加强发汗解表以散风寒、除身疼，与君药起着密不可分的相互配合作用，为臣药；再配以降肺气、散风寒的杏仁为佐药，同麻黄一宣一降，增强解郁平喘之功；炙甘草既能调和宣降之麻、杏，又能缓和麻、桂相合之峻烈，使汗出不致过猛而伤耗正气，是使药兼佐药之义。具体关系见图7-3。

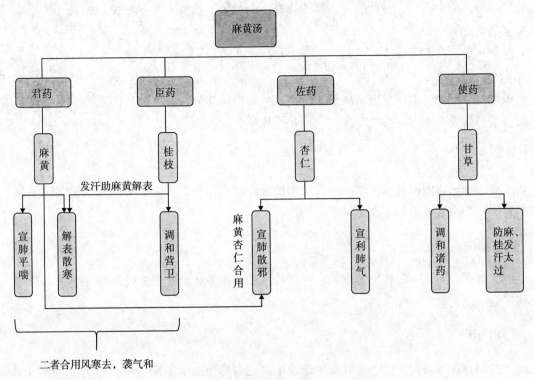

图7-3　麻黄汤"君臣佐使"示意图

临床上，每一首方剂中不一定每种意义上的臣、佐、使药都具备，每一方剂的药味多少，臣、佐、使药的搭配，全视病情与治法的需要，并与所选药物的功用、药性密切相关。

学习"君臣佐使"理论，需要领会方剂理论严谨而深邃，配伍有道，临床需谨遵"理、法、方、药"之法度处方用药，方能登堂入室，成长为合格的中医医师。

二、七情合和

除"君臣佐使"理论外，方剂药味配伍中另外一个重要理论是"七情"之说。"七情"是指方药配伍中单味药的应用及药与药之间的七种配伍关系。"七情"的提法首见于《神农本草经》，其序例云："药……有单行者，有相须者，有相使者，有相畏者，有相恶者，有相反者，有相杀者。凡此七情，合和视之。"

《中药学》（雷载权主编）对七情的定义如下。

（一）单行

单行是指用单位药治病。病情比较单纯，选用一味针对性较强的药物治疗，也称为"单方"。

（二）相须

相须是指性能功效相类似的药物配合应用，可以增强原有疗效，如石膏与知母配合，能明显增强清热泻火的治疗效果。

（三）相使

相使是指性能功效方面有某些共性，或性能功效虽然不同，但是治疗目的一致的药物配合应用，而以一种药为主，另一种药为辅，从而提高主药疗效。如黄芪与茯苓配伍，茯苓能提高黄芪补气利水的治疗效果。

（四）相畏

相畏即一种药物的毒性反应或副作用，能被另一种药物减轻或消除。如生半夏和生南星的毒性能被生姜减轻或消除，称为生半夏、生南星畏生姜。

（五）相杀

相杀即一种药物能减轻或消除另一种药物的毒性或副作用，如生姜能减轻或消除生半夏、生南星的毒性，称为生姜杀生半夏和生南星的毒。

（六）相恶

相恶即两药合用，一种药物能使另一种药物原有功效降低，甚至丧失，如人参恶莱菔子，因为莱菔子能削弱人参的补气作用。

（七）相反

相反即两种药物合用，能产生或增强毒性反应或副作用，中药配伍禁忌中所言的"十八反""十九畏"就是指的这种情况。

学习中深谙方剂和药物配伍的重要性，在临床中要求医生既知医理，又懂药性，要熟稔每一味中药的特性和配伍规律，临证时真正做到辨证准确，因证选方，因方遣药，随证加减。一个好的中医在处方用药时，往往会有将军指挥战事的三分豪气，辨证阴阳，处方遣药，君臣佐使，七情和合，运筹帷幄，决胜于千里之外。

第三节　淮南为橘，淮北为枳

中学时代，我们都读过"晏子使楚"的故事，成语"南橘北枳"的典故就是源于此文。是说晏子将要出使楚国，楚王听说这消息以后，对身边的人说："晏婴是齐国善于辞令的人，现在他要来，我想羞辱他，该用什么办法？"身边的人回答说："等他到来的时候，请让我捆绑一个人在您面前经过，您就说：'这是谁？'我回答说：'是齐国人。'您问：'犯了什么罪？'我回答说：'犯了偷盗罪。'"晏子到了楚国，楚王赐给晏子酒喝，喝酒喝得正畅快的时候，两个官吏捆着一个人来到楚王跟前，楚王说："捆着的人是谁？"官吏回答说："是个齐国人，犯了偷盗的罪。"楚王瞟着晏子说："齐国人本来就善于偷盗吗？"晏子离开座位严肃地回答说："我听说过，橘树生长在淮河以南就是橘树，生长在淮河以北就变成枳树，只是叶子相似，它们的果实味道不一样。为什么会这样呢？是因为水土不一样。现在人生长在齐国不偷盗，进入楚国就偷盗，莫非楚国的水土使人变得善于偷盗？"晏子机智的辩说让楚王无言以对，自讨没趣。这则故事虽然说的是战国群雄纷争时代，谋士一言可以兴邦的外交风云趣事，而"南橘北枳"说明的却是地域对植物生长的重要影响，"一方水土养一方人"，山川地域和气候条件不同，同一个物种的生长状态有时则迥异，由此，在中医药领域，特别重视"道地药材"的界定和使用。见图 7 - 4、图 7 - 5，表 7 - 1。

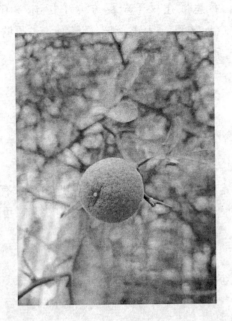

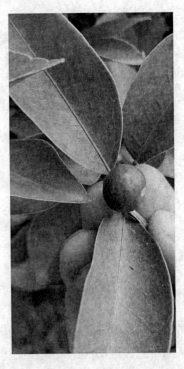

图 7 - 4 枳　　　　　　　　　　　　　　　图 7 - 5 橘

表 7 - 1　枳与橘的鉴别

	叶	花	果
枳	叶子狭长有叶翼，边缘具有细钝裂齿或全缘	花朵单生或腋生，花瓣白色	果实近圆形或梨形，暗黄色
橘	叶子互生，呈披针形或椭圆形	花朵白色或淡粉红色，花瓣 5 枚	果实近圆形或扁圆形，黄色

　　天然药材的分布和生产，离不开一定的自然条件。我国纵横万里的大地、江河湖泽、山陵丘壑、平原沃野及辽阔海域，自然地理状况十分复杂，水土、气候、日照、生物分布等生态环境各地不完全相同，甚至差别很大。因而天然中药材的生产多有一定地域性，且产地与其产量、质量有密切关系。古代医家经过长期使用、观察和比较，知道即便是分布较广的药材，也由于自然条件的不同，各地所产，其质量优劣也不一样，并逐渐形成了"道地药材"的概念。

　　道地药材，又称为地道药材，是优质中药材的代名词，是指经过中医临床长期应用优选出来的，在特定地域，通过特定生产过程所产的，较其他地区所产的同种药材品质佳、疗效好，具有较高知名度的药材（第 390 次香山科学会议）。道地药材是源于古代的一项辨别优质中药材质量的独具特色的综合标准，也是中药学中控制药材质量的一项独具特色的综合判别标准。

一、道地药材的溯源

　　"道地药材"始见于明代《牡丹亭》，早在东汉时期，《神农本草经》就记载"土地所出，真伪新陈，并各有法"，"诸药所生，皆有境界"，强调了药材要区分产地、讲究道地的重要性。《本草经集注》记载"诸药所生，皆有境界。多出近道，气力性理，不及本邦。所以疗病不及往人，亦当缘此故也。蜀药北药，虽有未来，亦复非精者。上党人参，殆不复售。华阴细辛，弃之如芥"，其中对四十多种常用药的道地性采用"第一""最佳""为良""为胜"等词来描述，进一步论述了药材"道地"的重要性。唐朝时期出现了世界上第一部药典——《新修本草》，书中记载："窃以动植形生，因方舛性；春秋节变，感气殊功；离其本土，则质同而效异。"阐述了特定的生态环境对药材质量的影响。唐贞观元年，孙思邈在《千金翼方》中指出"用药必依土地"，强调了药材产地的重要性，为后世专用"道地药材"术语奠定了基础。苏颂的《图经本草》和李时珍的《本草纲目》都对药材的产地与质量进行了详细论述，成为目前查找"道地药材"历史成因的主要依据。

二、道地药材判断标准

（一）历史悠久，久经检验

道地药材必须在中医理论指导下，经过了一定时期的临床检验。许多道地药材都有着悠久的应用历史；即便是新兴药物，也必定经过了较长时期的临床检验，才能够获得普遍认可。

（二）优良功效，广受赞誉

道地药材在医疗实践中发挥了优良的功效，获得了较高的知名度。道地药材必然具有良好的临床疗效，从而得到医家的广泛赞誉；而药材经营者为了营销药材，也会广而告之，令这类疗效卓著的药材家喻户晓。

（三）独特产区，质量稳定

道地药材的出产，具有明显的地域性特点。这种地域性，或体现在药材对于特定产区的独特依赖性；或体现为其产地形成了独特的生产技术，为他处所不及；或是在出产地传承着精湛的加工工艺，其他地域的技艺无法取代；或是药材在特定产区的产量长期保持稳定，占据着药材交易的主流地位。

三、道地药材的影响因素

（一）物种品质

道地药材之所以不同于普通药材，其根本原因即在于自身的品质。此处有必要说明的是，并非所有的药材都具有道地性。不同的生物体，对生态条件的要求不同，有些要求十分严格，有些要求不甚严格，适应能力强，分布范围广。如蒲公英、雀卵等，分布较广，随处可得，又如桔梗适应范围广泛，也没有明显的道地产区。

（二）自然环境

我国土地辽阔，地形错综复杂，气候条件多种多样。不同地区的地形、土壤、气候等条件，形成了不同的道地药材。独特的环境下，物种形成了自己的品质与生长、繁衍习性。而一旦环境改变（无论是物种离开了原本的地区环境，还是原本的地区环境发生了变化；无论是人为的变化，还是自然本身的发展），必然迫使该物种做出适应性调整；如果该物种无法适应，最终必将遭受灭绝的厄运。

（三）中医学术

道地药材是在中医的实践中被发现，并被加以理论总结和指导。具体表现为发现药物的功效、扩展药物的种类、指导中药的应用及检验药材质量上。道地药材是治病的药材，其具有何种功效，是通过中医学理论和实践进行总结与检验的。

（四）农业耕种

农业耕种对于药物的直接意义在于扩大药物的资源。药物最初为野生，数量有限，产地有限，获取相对不易。药物栽培的出现，使人类具有了较为稳定的药物来源，且产地范围也有所扩大。而且，随着药物栽培的成熟，栽培品种往往取代原来的野生品种，称为药品的主要来源。农业耕种不仅能使药物的资源得到保存与发展，还扩展了药物的应用种类。在野生品种往往资源少，人们在资源有限的条件下，只认识到其中的一部分应用方式。而人工栽培品种则产量大，资源丰富，人们在广泛应用的基础上，又逐渐发现了其他的应用方式。农业耕种对于道地药材最显著的意义体现在药物产区的形成，某一地区在具备适宜环境的前提下，采用恰当的农业耕种方式，长期地、大规模地种植某种道地药材，能够为市场提供稳定的药材来源。

（五）科技制造

科技制造的发展，对于整个社会的经济、文化都起到了广泛的推动作用，对于道地药材而言，其直接作用表现在促进医药知识的传播和推动工具技术的革新。

（六）其他

经济贸易对道地药材有重要影响，药材商品化是道地药材形成和发展的动力。

四、常用的道地药材

（一）川药

川药主要产地为四川、西藏等，如川贝母、川芎、黄连。川乌、附子、麦冬、丹参、干姜、白芷、天麻、川牛膝、川楝子、川楝皮、川续断、花椒、黄柏、厚朴、金钱草、五倍子、冬虫夏草、麝香等。

（二）广药

广药又称南药，主产地广东、广西、海南及台湾。如阳春砂、广藿香、广金钱草、益智仁、广陈皮、广豆根、蛤蚧、肉桂、桂莪术、苏木、巴戟天、高良姜、八角茴香、化橘红、樟脑、桂枝、槟榔等。

（三）云药

云药主产地为云南。如三七、木香、重楼、茯苓、萝芙木、诃子、草果、马钱子、儿茶等。

（四）贵药

贵药主产地为贵州。如天冬、天麻、黄精、杜仲、吴茱萸、五倍子、朱砂等。

（五）怀药

怀药主产地为河南，如著名的四大怀药：地黄、牛膝、山药、菊花；天花粉、瓜蒌、白芷、辛夷、红花、金银花、山茱萸等。

（六）浙药

浙药主产地为浙江，如著名的浙八味：浙贝母、白术、延胡索、山茱萸、玄参、杭白芍、杭菊花、杭麦冬；温郁金、莪术、杭白芷、栀子、乌梅、乌梢蛇等。

（七）关药

关药主产地为山海关以北、东北三省及内蒙古东部。如人参、鹿茸、细辛、辽五味子、防风、关黄柏、龙胆、平贝母、刺五加、升麻、蛤蟆油、甘草、麻黄、黄芪、赤芍、苍术等。

（八）北药

北药主产地为河北、山东、山西及内蒙古中部。如党参、酸枣仁、柴胡、白芷、北沙参、板蓝根、大青叶、青黛、黄芩、香附、知母、山楂、金银花、连翘、桃仁、苦杏仁、薏苡仁、小茴香、大枣、香加皮、阿胶、全蝎、土鳖虫、滑石、代赭石等。

（九）华南药

华南药主要产地为长江以南，南岭以北（湘、鄂、苏、赣、皖、闽等）。如茅苍术、南沙参、太子参、明党参、枳实、枳壳、牡丹皮、木瓜、乌梅、艾叶、薄荷、龟甲、鳖甲、蟾蜍、蜈蚣、蕲蛇、石膏、泽泻、莲子、玉竹等。

（十）西北药

西北药主产地为丝绸之路的起点西安以西的广大地区（陕、甘、宁、青、新及内蒙古西部）。如大黄、当归、秦艽、秦皮、羌活、枸杞子、银柴胡、党参、紫草、阿魏等。

（十一）藏药

藏药主产地为青藏高原地区。如著名的四大藏药：冬虫夏草、雪莲花、炉贝母、藏红花，以及甘松、胡黄连、藏木香、藏菖蒲、余甘子、毛诃子、麝香等。

五、从"龙山百合"看道地药材的养成

前面我们介绍了道地药材的判断标准和影响因素，下面以笔者熟悉的湖南道地药材"龙山百合"为例，以点带面，进一步来加深对道地药材的理解和认识。

百合是药食两用的中药上品，为百合科草本植物卷丹百合或细叶百合（山丹）的干燥肉质鳞片叶，具有润肺止咳、清心安神等功效。百合主产于湖南龙山、邵阳、黔阳，其次为浙江吴兴、长兴、龙游，江苏宜兴、江浦，陕西大荔、蓝田，四川中江、合川，安徽安庆，河南嵩县、栾川等地，以湖南所产质量最好，产量最大，行销全国，并大量出口，是公认的湖南道地药材，列为"湘九味"之一。湖南湘西龙山县是湖南省百合的主产区，产量占全省的70%左右，被称为"全国百合之乡"。龙山百合属卷丹百合，因其形态卷曲、颜白如玉、味微苦、营养价值高而闻名遐

迩。见图 7-6、图 7-7。

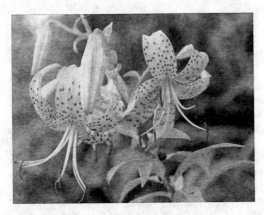

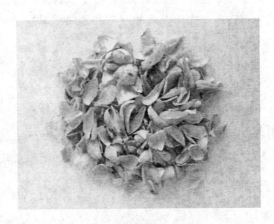

图 7-6 龙山百合——药植　　　　　　　　图 7-7 龙山百合——饮片

龙山百合道地药材品牌的形成，有以下几个优势。

（一）自然条件优越

百合性喜温暖湿润环境，稍冷凉地区也能生长，能耐干旱，怕炎热酷暑，怕涝，对土壤要土层深厚、疏松肥沃，最好为排水良好的夹砂土或腐殖质土，在半阴半阳、微酸性土质的地块上生长良好，忌连作，前作以豆科、禾本科作物为好。龙山县地处我省西北，地理位置东经 109°13′~109°46′18″，北纬 28°46′7″~29°38′4″，地形北高南低，属高原气候，海拔 1000m 左右，雨水充沛，年降水量 1046.2~1740mm，云雾多，年平均相对湿度 81%~85%，日照时间短，年平均气温 10.4~17℃，无霜期 238~333 天，土壤肥沃、疏松、耕作层深厚、腐殖质含量高，pH 值 5.5~7，这些温暖湿润的气候条件和疏松肥沃的土壤条件是种植百合的最佳适宜区。

（二）栽培历史悠久，种植经验丰富

1957 年，龙山县从江苏省引种百合（宜兴百合，亦名卷丹），栽培历史 60 多年，经过 60 余年的发展，现已形成了规模效应和规模经济，从种植、加工、开发、销售形成了一条龙，全县常年种植面积 5333 公顷，种植面积约占全国百合种植面积的 5%。遍及全县的 25 个乡镇，鲜货产量达 5 万吨。百合已成为龙山县的支柱产业之一。因为是百合的传统产区，龙山县广大药农积累了数十年的传统种植、加工经验，具有较高的种植水平和加工技术水平。

（三）产品质量上佳，销售网络健全

龙山百合以其瓣匀、肉厚、质硬、筋少、粉性好、色白而著名，产品行销于全国各地。每年在百合的采收季节，上海、广东、山东、江西、湖北、北京、青海、四川、重庆及全国各大药市的客商纷纷来龙山收购，另外龙山百合在东南亚市场很受欢迎。龙山县的洗洛百合城，现已成为我国最大的百合集散地和交易市场，营销从业人员达 1000 多人，建立了发达畅通的销售网络。

综上所述，道地药材是久经中医临床验证的中华民族的瑰宝，在中医药临床的防病治病中扮演着不可或缺的角色。同种药材在不同产地，其品质也不同。关于道地药材的形成，根据其溯源和影响因素可知是"天人合一"的过程，所以对道地药材的产生应考虑到各种因素相结合对其的影响，这样才能体现道地药材产生的"整体性"。越来越多的研究结果显示，中医临床疗效佳的道地药材，其药效的物质基础不是其含某一种有效成分，而是含有一组相对稳定的组分最佳配伍配比的活性成分群。在国内外日益重视标准化和规范化的环境下，道地药材的标准化和规范化已经成为中医药现代化发展的基础和走向世界的保证。

第四节 醪醴解疾

中国是卓立世界的文明古国，是酒的故乡。中华民族五千年历史长河中，酒和酒类文化一直占据着重要地位。酒是一种特殊的食品，是属于物质的，但又同时融于人们的精神生活之中。酒文化作为一种特殊的文化形式，在传统的中国文化中有其独特的地位。在几千年的文明史中，酒几乎渗透到社会生活中的各个领域。

酒与中医药文化也有着密切关系，《汉书·食货志》有云："酒，百药之长也。"现在的"医"字古作"醫"，东汉许慎在《说文解字》中解释："医，治病工也。殹，恶姿也；医之性然。得酒而使，从酉。"传统中医药认为酒性辛热，为水谷之精华，能够温阳散寒、活血通络、助长药势。西晋《博物志》曾载："昔有三人冒雾晨行，一人饮酒，一人饱食，一人空腹。空腹者死，饱食者病，饮酒者健。此酒势辟恶，胜于他物之故也。"认为饮酒者因酒得以抵御"晨雾之邪"而不致病。上述说法皆表明了酒在传统中医药领域的重要地位。

中国古代先民很早就已经使用草药制曲酿酒，而历史上最早记录本草制曲酿酒的专著则是北宋人田锡所著《曲本草》。《曲本草》记载了14种制曲酿酒的方法，其中大部分是用本草制曲酿造的药酒，因此，被认为是药酒的大成之作。

酒早载于《名医别录》，性味甘辛而大热，有毒，入心、肝、肺、胃经。有通血脉、引药势、消冷结寒气之功、治风寒痹痛、经脉挛急等症。在中医医疗，中药炮制、制剂上应用较广。

一、在中医医疗上的应用

酒在医疗上的应用，历代医药学家早有阐述，陶弘景云："大寒可以凝海，惟酒不冰"，指出酒的特点在于热性。举世无双的医药学家李时珍，在其医著《本草纲目》中谓："酒，升阳发散，其气燥热，胜湿祛寒，故能开怫郁而消沉积，通隔噎而散痰饮，治泄痢而止冷痛。"《本草求真》更赫然写道："若引经用为向导，则其势最速，辛则通身达表，引入至高颠顶之分"。中医学用酒配药治病，大多用其辛热之性，"以行其势"。

酒，在临床配伍上应用较广，如栝蒌薤白酒汤，以酒与薤白、栝蒌共煎，分次温服，"以益其阳"；复元活血汤，以酒水各半煎者，以引药入经，增强温经通络、活血祛瘀的作用；《本草纲目》云："酒配猪油、蜂蜜、香油、茶末服之，取其升阳发散之性，以破伏积寒痰"；酒泡胡椒或当归、红花等，涂擦未溃破冻伤红斑，可使皮肤血管扩张，改善局部循环有助于活血温经的作用。

但是，由于酒是大辛大热之品，在作用于肺痨、肺痈、消渴、噎膈、黄疸、心悸等疾病的方药中，以及患有此类病证的患者，则应为忌。非属此类者，也不可过饮无节，《诸病源候论》云："饮酒过多，上逆于胃，内熏于肝胆，故令肝浮胆横而狂悖变怒，易发生恶酒候。"并云："酒浸渍脏腑，或烦毒壮热，而似伤忌，或酒渐恶寒，有同温疟，或吐利不安，或呕吐烦闷，随脏器虚实，而生诸病焉，病候非一。"说明易发生各种证候和疾病。

现代研究认为，无节制饮酒，能使大脑过度兴奋或麻醉，逐渐引起神经衰弱和智力减退，使心血管弹性和收缩力降低，导致血管硬化，并易产生冠心病。经常过量的饮酒，对肝脏也有损害，因为酒精所产生的热，往往在肝脏内代谢，能引起肝病变，发生脂肪肝或肝硬化，过饮者，还能发生恶心呕吐，主要是乙醇在体内氧化所产生的中间物——乙醛刺激了呕吐中枢所致。日本松杉教授在一次"营养和癌症的相互关系"的国际座谈会上指出口腔癌、胃癌、肝癌与过量饮酒有关。无节制地常饮烈性酒，胃和胰腺受酒精刺激，也可产生炎症和溃疡。故古代名医扁鹊有"过饮，腐肠烂胃"之说。足见其，用之得当，能疗疾除疴，饮之过量，会殃及健康。

二、在中药炮制制剂上的应用

酒在药物炮制制剂上的应用历史也甚悠久，在我国第一部药学专著《神农本草经》的序例中即有药有宜酒渍者的记载。《金匮玉函经》有"大黄酒洗，酒浸"、葛洪有"常山，龙、胆酒渍、酒煮"之说。著名的药王孙思邈，在总结唐代以前炮制的基础上，对酒制药物的范围和品种又有了新的扩大和增加，如巴戟天酒浸一宿，去心皮，菟丝子酒浸三宿，蒸过用等。酒制药用历代都有发展，而且代代相承，沿用至今。

用酒炮制药物的主要目的如下。

1. 改变药性，引药上行　如黄连为苦寒凉药，性本沉降，多用于清利中焦湿热，酒制后不但能缓和其寒凉之性，免伤脾胃阳气，并可借酒的喜升之性引入至高颠顶，清利头目之火。大黄苦寒，泻下作用峻烈酒制后能减弱其泻下作用，并借酒的升提之性，清利上焦实热同时也增强活血通经之效。

2. 增强活血通经或矫味作用　如川芎系治血郁气滞的月经不调，产后血滞腹痛的良药，酒制后能加强活血行气祛风止痛作用。既能补血又能活血调经止痛，当归，以酒拌微闷，待酒被吸尽，微火炒至深黄，能增强活血祛瘀之功。有些动物类药，如乌梢蛇、蕲蛇含动物蛋白质、脂肪等，具浓厚的腥气，酒制不仅能提高祛风除湿、通络止痛的疗效，并能减少腥气，利用服用。

由于酒主含乙醇，对中药的某些成分是良好的溶剂，如生物碱及其盐类、苷类、鞣质、有机酸、挥发油、树脂、树胶等，故酒是许多内服药、外用药的良好有机溶剂，故在中药炮制、制剂上应用也较为广泛。坚信，酒在未来的中药科学发展中，将起着更加辉煌璀璨的作用。

【思考题】

1. 如何看待本草的起源及其科学性？
2. 方剂配伍"君臣佐使"理论对临床有何现实指导价值？
3. 如何辨证看待道地药材与中药种植产业化关系？

中医学追求"天人相应，道法自然"的生命目标，实践中顺应自然，注重内在精神的修养；重视预防，未雨绸缪，强调防重于治的医学思想。这些重要的医学哲学思想，是人类宝贵的精神财富，历经数千年的发展，依然熠熠生辉。

第一节　上工治未病

《黄帝内经》明确地提出了"圣人不治已病治未病"的主张，揭示了"防重于治"的医学思想，经过后世医家的发展，逐渐形成一套较完整的理论体系。这是属于中华民族的原创的医学思想，其在世界医学发展史具有先进地位，影响深远。

一、从扁鹊论兄弟看上工

扁鹊，姬姓，姓秦，名越人，春秋战国时期名医，渤海郡鄚（今雄县鄚州镇）人，从师于长桑君，尽传其医术禁方，饮以山巅"上池"（石盆）之水，修得高超医术。其在诊法、治疗和预后等方面具有杰出贡献。

上工，古代对技术精良的医生的称谓。语出《灵枢·邪气脏腑病形》"上工十全九"。何谓上工，从扁鹊论兄弟三人的医术中可见一斑。

《鹖冠子·世贤第十六》中记载魏文王问扁鹊，你们兄弟三人谁的医术最好。扁鹊说："大哥医术最高，二哥医术次之，我的医术最差。"魏文王说："你的医名名满天下，你的兄长未曾听闻医名，这是为什么呢？"扁鹊曰："大哥诊病善于望神，常常在疾病尚未形成之前，就能敏锐地辨识人体脏腑阴阳气血之违和，指导即将患病者通过饮食、起居、调畅情志或导引等，将病患消弭于萌芽状态，因此，名声限于家族内。二哥治病，常常在疾病初期，就能解除，故名声限于乡里。而我治病，则通过针刺血脉，投施毒药等猛烈的手段，因此名声在外。"在扁鹊看来，除病于无形、毫毛、血脉的不同阶段，是判断医术高下的准绳，提出了"防重于治"才是"上工"所具有的特质。兄长的高超医术难以为常人所认识，却为医之上工。

作为医生，不但要治病，而且要防病，不但要防病，而且要注意阻挡病变发生的趋势，并在病变未产生之前就想好能够采用的救急方法，这样才能掌握疾病的主动权，达到"治病十全"的"上工之术"。

扁鹊的"治未病"思想给后世产生了巨大的影响，后世的医家从此中受到了很多启迪，对此作了不少发挥。如张仲景《金匮要略》首篇第 2 条进一步论述"若人能养慎……病则无由入其腠理"的观点，还将"不令邪风干忤经络""服食节其冷热、苦、酸、辛、甘""无犯王法"

"房室勿令竭乏"、避免"禽兽灾伤"等意外伤害，作为养生防病的重要措施加以规范并贯穿于杂病的防治过程中，大大丰富了扁鹊"未病先防"的学术思想。

唐代孙思邈将疾病分为"未病""欲病""已病"三个阶段，提出"上医医未病之病，中医医欲病之病，下医医已病之病"，深得治未病之精髓。

清代名医叶天士也将"治未病"的思想运用到温病的预防和治疗中，他在《温热论》中就指出，"务在先安未受邪之地"，对控制温病的发展有着非常积极的作用。

二、从扁鹊见齐桓公看"见微知著、防微杜渐"

生命是沿时间之轴不断运动、变化的过程，疾病也不是静止的，而是发展变化的。疾病的发展变化千差万别，一般来说，病邪自外而来，其传变规律多为由表入里、由浅入深、由轻转重。随着病邪不断深入，病情也相应发生变化，若能及早发现并给予相应的治疗，阻断疾病的发生发展，就能挽救患者的生命，可称为上工。扁鹊见齐侯的故事，给了我们深刻的启示。

《史记·扁鹊仓公列传》记载有一年，扁鹊经过齐国，齐桓侯听闻后，邀请扁鹊做客。扁鹊到了王宫，见到齐桓侯。扁鹊看到齐桓侯后，对齐桓侯说："今见大王病在腠理，如果不治疗，恐怕要加重。"齐桓侯说："寡人身体无病。"于是，扁鹊离开了王宫。等扁鹊走后，齐桓侯对大臣说："医生为了获利，都喜欢说别人有病，以卖弄自己的医术高明。"过了几天，扁鹊又见到齐桓侯，说："大王您的病已经深入血脉了，如果不及时治疗，恐怕要加重。"齐桓侯说："寡人没有病。"扁鹊走后，齐桓侯显得不高兴。又过了几天，扁鹊再次见到了齐桓侯，说："大王的病到了肠胃，如果不及时治疗，将会更加严重。"扁鹊走后，齐桓侯很不高兴。又过了几天，扁鹊见了齐桓侯后，马上转身离开了。齐桓侯派人问扁鹊为什么见了大王转身走开了。扁鹊说："病在腠理，汤熨之法可以治疗；病到血脉，针石之法可以治疗；病到了肠胃，酒醪之法可以治疗；现在病已深入骨髓，就连阎王也没有办法！如今大王病入骨髓，臣也束手无策。"过了几天，齐桓侯感到身体不适，派人请扁鹊诊治，扁鹊早已逃离齐国。齐桓侯因病而死。这则故事充分体现了扁鹊高超的医术，他能望而知之，从微细处发现疾病的发展趋势，见微知著。因此后人感叹：若能使医生提前发现病端，能够及时治疗，则疾病可疗，生命长久。这则故事带给我们另外的启示是大凡邪气侵犯人体，多有一个由表到里、由浅到深、由皮毛肌腠到经络进而入脏腑的传变规律。尽早治疗、及时服药，切勿讳疾忌医。高明的医生应该博极医理，善察色脉，及时将疾病消灭在萌芽阶段。

三、从张仲景见王仲宣看"已病防变"

"已病防变"，指人体在罹患疾病之后，须及时予以治疗，阻止病情的蔓延和恶化。这是中医重要的医学思想，非上工所不能。张仲景见王仲宣的故事，给我们以启示。

张仲景（150—154年至215—219年），名机，字仲景，东汉南阳涅阳县（今河南省邓州市穰东镇张寨村）人，见图8-1。东汉末年著名医学家，被后人尊称为医圣。张仲景广泛收集医方，写出了传世巨著《伤寒杂病论》。它确立的辨证论治原则，是中医临床的基本原则，也是中医的灵魂所在。

王粲，字仲宣，东汉山阳高平人，三国时曹魏著名幕臣，也是著名文学家。与鲁国孔融、北海徐干、广陵陈琳、陈留阮瑀、汝南应玚、东平刘桢，合称"建安七子"。王粲为七子之首，文学成就最高。王粲其人虽才智超群，聪明过人，但是，长相不出众且身体瘦弱。王粲归附刘表时，刘表以王粲其人貌不副其名而且躯体羸弱，不被重用。刘表亡后，王粲归附曹操，为曹操重用。

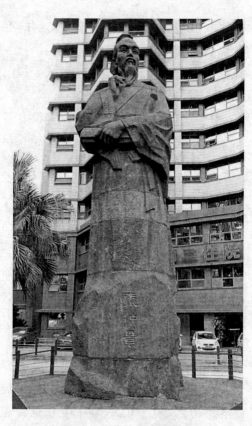

图 8 - 1　医圣张仲景雕像

　　《针灸甲乙经·序》记载：某年，张仲景遇见侍中王仲宣，当时王仲宣二十出头，年轻气盛，意气风发。张仲景看了他一会儿，说："大人您身体有病，此病若不治，四十岁时将先眉毛脱落，眉毛脱落后半年，将有生命危险，服我的五石汤可以避免。"王仲宣嫌弃张仲景的话刺耳，心中很不高兴。张仲景给开的方子也没有吃。过了几天，张仲景又见到了王仲宣，问："大人，我开的方子您吃了没？"王仲宣撒谎说："已经吃了"。张仲景说："从大人的气色来看，并不像服过汤药的样子。大人何以如此轻视自己的生命呢！"王仲宣默不作声。后来，过了二十年，王仲宣四十岁左右的时候，果然眉毛开始脱落，过了大约半年多，就英年早逝了。事情的发展正如张仲景预言的那样。王仲宣的故事给我们的启示是疾病已经发生，则争取早期诊断，早期治疗，阻止疾病传变，以至于不救。

四、"治未病"思想的当代价值

　　《国家中长期科学和技术发展规划纲要（2006—2020）》明确提出：疾病防治重心前移，坚持预防为主、促进健康和防治疾病相结合。研究预防和疾病早期诊断关键技术，显著提高重大疾病诊断和防治能力。中医"治未病"所蕴含的"未病先防""既病防变""见微知著"等思想内涵，以及丰富多样的养生保健和预防疾病的方法，对增强中医药防治疾病的综合能力，发展中医药事业，提高人民群众健康水平具有十分重要的意义。

　　发展扁鹊"治未病"的医学思想，要发挥中医对疾病发生、发展趋势的预测及慢性病、老年病、疑难杂症和急性传染病治疗优势，突出以针灸、按摩为主的中医非药物疗法在养生、保健、治疗中的作用和中医药简、便、廉、验的特点。

　　通过发展扁鹊"治未病"医学思想，建立"治未病"的医学体系，全方位、多视角、立体化地对"治未病"医学思想进行研究和应用，使其站在中、西医学对话和交流的平台上，提高中医学的话语权和学术地位。

第二节　体质辨识

一、体质的本质与分类

体质是一种客观存在的生命现象，是个体生命过程中，在先天禀赋和后天获得的基础上所形成的形态结构、生理功能和心理状态等方面综合的、相对稳定的固有特质；是人类在生长、发育过程中所形成的与自然、社会环境相适应的个性特征；表现为结构、功能、代谢及对外界刺激反应等方面的个体差异性和对某些病因和疾病的易感性，以及疾病传变转归中的某些倾向性。它具有个体差异性、群类趋同性、相对稳定性和动态可变性等特点。体质既禀受于先天，又受后天影响。父母遗传一定范围的身高，后天饮食营养及体育锻炼影响着身体的发育。自然环境、社会环境、受教育程度等形成相对固定的心理素质。因此，人的体质既包括身体要素，又包括心理要素，它与人的体形、体格、功能、神经和心理等均有密切关系。体质现象是人类生命活动的一种重要表现形式，在指导人的养生，疾病的预防、诊治、康复等方面有着重要作用和意义。

目前，已有不少学者对于体质类型的划分和判定提出自己的见解。20世纪70年代末，匡调元提出了人类体质6分法，除正常体质以外还包括其他5种病理体质。田代华等通过临床研究将体质大体分为12种。陈慧珍的分类思想中主要着重女性体质，将其分为7种，后又增加两种。王琦在他的研究中最先将人体质分为7种，后于2005年在此基础上提出了中医体质9分法，创立了九体学说。赵健伟主要根据中医气血阴阳的基础理论将体质分为6种。到2009年4月9日，中华中医药学会正式发布《中医体质分类与判定》标准，该标准中对于体质的分型主要依据王琦9分法，将体质分为平和质、气虚质、阳虚质、阴虚质、痰湿质、湿热质、血瘀质、气郁质、特禀质9个类型。《中医体质分类与判定》标准的建立具有重要意义，为中医治未病提供了一个很好的抓手。

中医体质学说认为，体质决定着是否发病，并决定着疾病的倾向。体质的差异，是人体内在的脏腑阴阳气血之偏颇和功能代谢的差异的反映，代表了个体的整体特征。体质差异是重要的生命现象，是疾病发生的环境，决定着这个人对某些疾病易患性和疾病的转归与方向。不同体质的人群对疾病的易感性不同，患病后的发展传变规律不同，用药后的反应性亦不同，而产生这些不同现象的根本原因在于体质差异。

二、九种体质特征与体质调理

王琦的九种体质分类目前比较受到认可，下面主要介绍其内容及体质调理。

（一）平和质

平和质的表现为体态适中，面色红润，精力充沛，睡眠良好，二便正常，舌质淡红，苔薄白，脉和有神。形体匀称健壮。性格随和开朗。平素患病较少。对自然环境和社会环境适应能力较强。

饮食应有节制，多吃五谷杂粮、蔬菜瓜果，少食过于油腻及辛辣之物。运动上，年轻人可适当跑步、打球，老年人可适当散步、打太极拳等。

（二）阳虚质

阳虚质的表现为平素畏冷，手足不温，喜热饮食，大便溏薄，小便清长，舌淡胖嫩，脉沉迟。肌肉松软不实。性格多沉静、内向。易患痰饮、肿胀、泄泻等病。感邪易从寒化。耐夏不耐冬，易感风、寒、湿邪。

饮食上宜多吃容易"发"（甘温益气）的食物，比如牛羊狗肉、葱、姜、蒜、鳝鱼、韭菜、辣椒、胡椒等。少食生冷寒凉食物，如黄瓜、藕、梨、西瓜、山楂等。可做一些舒缓柔和的运动。夏天不宜做过分剧烈运动，冬天避免在大风及空气污染的环境中锻炼。自行按摩足三里、涌泉等穴位，或经常灸足三里、关元，可适当洗桑拿、温泉浴。药物可酌情服用金匮肾气丸等。

（三）阴虚质

阴虚质的表现为口燥咽干，喜冷饮，面色潮红，手足心热，大便干燥，舌红少津，脉细数。形体偏瘦。性情急躁，外向好动，活泼。易患疲劳、失精、不寐等病。感邪易从热化。耐冬不耐夏，不耐受暑、热、燥邪。

饮食宜多吃甘凉滋润的食物，比如黑芝麻、鸭肉、百合、豆浆、银耳、木耳、梨等。少吃狗肉、虾、韭菜、辣椒、葱、蒜等性温燥烈之品。只适合做中小强度、间断性的体育锻炼，可选择太极拳、太极剑、气功等。锻炼时要控制出汗量，及时补充水分。皮肤干燥甚者，可多游泳。不宜洗桑拿。药物可酌情服用六味地黄丸等。

（四）气虚质

气虚质的表现为平时气短懒语，容易疲乏，精神不振，易出汗，舌淡红，舌体胖大，边有齿痕，脉象虚缓。肌肉松软不实。性格内向，不喜冒险。易患感冒、内脏下垂病，病后康复缓慢。不耐受风、寒、暑、湿邪。

饮食宜多吃具有益气健脾作用的食物，如粳米、小米、大麦、白扁豆、土豆、白薯、红薯、山药等。少吃具有耗气作用的食物，如槟榔、空心菜。避免劳动或剧烈运动时出汗受风。不要过于劳作，以免损伤正气，可做一些柔缓的运动。常自汗、感冒者，可服玉屏风散以预防。

（五）痰湿质

痰湿质的表现为皮肤油脂较多，多汗且黏，胸闷，痰多，口黏或甜，舌苔白腻，脉滑。形体肥胖，腹部肥满松软。性格偏温和、稳重，多善于忍耐。易患消渴、中风、胸痹等病。对梅雨季节及湿重环境适应能力差。

饮食宜清淡为原则，多吃葱、蒜、海藻、海带、海蜇、胖头鱼、萝卜、金橘、芥末等食物。少吃海参、肥肉及甜、黏、油腻的食物。平时多进行户外活动，衣着应透气散湿，经常晒太阳或进行日光浴，长期坚持运动锻炼。可酌情服用化痰祛湿方药。

（六）湿热质

鼻部油腻或油光发亮，易生痤疮或疖疮，口苦或嘴里有异味，皮肤易瘙痒，大便黏滞不爽，小便短赤，舌质偏红，苔黄腻，脉濡数。形体中等或偏瘦。容易心烦急躁。易患疮疖、黄疸、热淋等病。对夏末秋初湿热气候，湿重或气温偏高环境较难适应。

饮食宜清淡，多吃甘寒、甘平的食物，如薏苡仁、莲子、茯苓、红小豆、绿豆、冬瓜、丝瓜、西瓜、莲藕等。少吃胡桃仁、狗肉、香菜、辣椒、花椒、酒等甘酸滋腻之品及火锅、烹炸、烧烤等辛温助热食品。盛夏暑湿较重的季节，减少户外活动。适合做大强度、大运动量的锻炼，如中长跑，游泳，爬山，各种球类、武术等。可酌情服用六一散、清胃散等。

（七）血瘀质

血瘀质的表现为平素面色晦暗，易出现褐斑，易出现黑眼圈，胸闷胸痛，女性可出现痛经、闭经或经血紫黑有块，舌质暗有点、片状瘀斑，舌下静脉曲张，脉象细涩或结代。胖瘦均见。易烦、健忘。易患癥瘕及痛证、血证等。不耐受寒邪。

饮食可多吃香菇、金橘、紫菜、萝卜、柚子、山楂、醋、玫瑰花、红糖、黄酒、葡糖酒、白酒等具有活血、散结、行气、疏肝解郁作用的食物。少吃肥猪肉等滋腻之品。应戒烟酒。可进行一些有助于促进气血运行的项目：太极拳、太极剑、舞蹈、步行等。血瘀体质的人在运动中如出现胸闷、呼吸困难，脉搏显著加快等不适症状，应去医院检查。

（八）气郁质

气郁质的表现为胸胁胀满，心烦，爱生闷气，常感闷闷不乐，情绪低沉，易紧张焦虑不安，易多愁善感，肋部乳房胀痛，咽部有异物感，舌红，苔薄白，脉弦。形体瘦者为多。性格内向不稳定、敏感多虑。易患脏躁、梅核气、百合病及郁证等。对精神刺激适应能力较差；不适应阴雨天气。

饮食宜吃小麦、高粱、香菜、葱、蒜、萝卜、海藻、金橘、山楂、玫瑰花等行气、解郁、消食、醒神之品。睡前避免饮茶、咖啡等提神醒脑的饮料。尽量增加户外活动，可参加运动量大的锻炼，如中长跑、游泳、爬山、各种球类、武术等。另外可多参加集体性的活动，解除自我封闭状态，多结交朋友，及时向朋友倾诉不良情绪。

（九）特禀质

特禀质的表现为没有感冒时也会打喷嚏，没有感冒时也会鼻塞，流鼻涕，因季节变化、异味原因而咳喘，容易过敏（对药物、食物或花粉），皮肤易起荨麻疹，皮肤因过敏出现紫癜，皮肤易出现抓痕。先天禀赋异常者或有畸形，或有生理缺陷。过敏体质者易患哮喘、荨麻疹、花粉症及药物过敏等；遗传性疾病如血友病、唐氏综合征等；胎传性疾病如五迟、五软、解颅、胎惊等。适应能力差，如过敏体质者对易致过敏季节适应能力差，易引发宿疾。

饮食宜清淡、均衡、粗细搭配适当、荤素配伍合理。少食荞麦、蚕豆、牛肉、鹅肉、虾、蟹、茄子、酒、辣椒、浓茶、咖啡等。平时保持充足的睡眠时间，增强体质。

三、体质辨识在"治未病"中的应用

"体质辨识"的意义在于将人的健康问题由笼统化转化为个性化，可直接用于健康评估，用于具有疾病危险因素、亚健康状态、慢性疾病及康复期的人群与个体，进行生活行为指导、养生保健、医疗干预和个性化的顺势健康管理服务。

（一）健康管理

针对不同的体质可以制定不同的养生保健方案。运用《中医体质分类判定标准》在普通体检和住院体检内进行体质辨识、心理评估、亚健康状态评估等，融合西医学和现代科技中各种检查

手段对体检人群的健康状况进行个性化评估，使受检者了解自己的体质类型、易患疾病、健康状态。并根据中医辨证、亚健康状态评估等提出相应的健康保健原则，实现中医治未病"治其未生、治其未成"的核心理念，有针对性地避免疾病危险因素，预防疾病的发生。

（二）胎孕养护

我国是出生缺陷高发国家，每年有 80 万～120 万的新发出生缺陷病例，占出生人口总数的 4%～6%，努力将遗传出生缺陷控制在受孕前，就要重预防、"治未病"。明确体质状态，将在母体内生长发育过程中受到的各种影响降至最低，把"治未病"提到生命前期。对孕妇加入体质辨识，根据不同体质类型进行饮食、运动及心理指导。

（三）亚健康预防

世界卫生组织的一项全球性调查表明，全世界有 75% 的人处于亚健康状态。从健康到亚健康变化的根本原因在于体质的改变。因此，从健康到亚健康的预防，关键是防止病理性体质的形成。

（四）慢病防治

慢性病多数难以治愈，一旦形成，需要终身治疗，是一个重要的社会经济问题。慢性病实质上是生活方式、行为、情绪等造成的身心整体失调的长期体现，形成原因十分复杂。通过体质辨识对慢性非传染性疾病高危人群进行生活指导，纠正不良生活方式、行为和控制情绪，是防止这些疾病发生、恶化，以及降低病死率、减轻医疗卫生经济负担的有效措施。

例如，痰湿体质多见于患有某种疾病、肥胖、缺乏运动、血压偏高、嗜烟、早睡晚起、喜食油腻、非母乳喂养、睡眠不规律之人，阳虚质多见于女性、非母乳喂养、患有某种疾病、缺乏运动、体型偏瘦之人。痰湿体质与冠心病、高血压、脂血症、糖尿病、肥胖等疾病的发生密切相关。气郁体质者易致气滞，易患失眠、郁证、偏头痛、乳腺增生等，根据体质类型建立辨体防治方案，对高危人群进行方药干预，纠正体质偏颇，从而达到对相关疾病预防的目的。

（五）养生的基础

养生是"治未病"的重要举措，即采用各种方法保养身体，以增强体质、增进健康、预防疾病、延缓衰老。只有通过体质辨识对个体健康状况作出正确的评估，才可能制定出个体化的养生方案。如通过体质辨识获得阳虚质辨识信息者，可以采取如下养生方法：饮食方面，应忌食生冷，多吃温热食物；夏勿贪凉，冬宜温补；生活起居，应注意保暖，多运动少熬夜；精神调养，应保持安静，避免消沉。除此，如果有必要也可以采用平和补阳的药物进行药物调理和选用具有保健作用的穴位进行经络保健等。

第三节　顺应自然

《道德经》中说："人法地，地法天，天法道，道法自然。"指出人维持正常生命活动一定要顺应自然的变化规律，只有这样才能健康长寿。这种顺乎自然的思想对后世养生保健理论的发展影响很大，如后来中医养生保健理论中的"四季养生法""十二月养生法"和"十二时辰养生法"等都是在此基础上建立发展起来的。

一、长生——人类不懈的追求

追求健康长寿，一直是人类不懈的追求。

人，作为一种生物体——即使是高级生物体，也不可能脱离特定的活动领域。也就是说，人必然要受到时空有限性的制约，相应地，个体的生命存在一定会受到客观因素（包括物质条件、历史条件、文化条件等）的束缚和影响。

在客观条件影响下，人类如何能够超越自然的局限，达到长寿。要求人类要善于保全自己的生命，学会做"善摄生者"。"善摄生者"就是能够使自身处于一种和谐平衡的状态，并自觉避开各种威胁，即使遇到危险，最终也会逢凶化吉，渡过难关，保全生命，维持个体生命的存在。达到一种"长生久视"而"寿敝天地"的终极状态，也就是物质生命与精神生命的和谐统一，修身与养心的合而为一。

二、法自然——养生至简之大道

养生者应该遵循客观法则，自觉地服从自然规律的支配；反之，如果不遵循甚至违抗自然规律的支配，一味地肆意妄行，最终结果只能是轻者伤身劳神，重者命丧黄泉。比如一些运动员，在追求身体极限时，也使身体遭受严重损伤，导致突然死亡，英年早逝。

人在处理与自然之关系时要遵循"法自然"的原则。"法自然"包含两方面含义：一方面，人类只有法于自然，才能保持个体生命的本真，而个体生命的发展历程也是"道法自然"的一个体现，违反自然规律，必得到不自然的结果；另一方面，自然本身作为一个和谐的整体系统，养育万物生灵，不断地赋予个体生命以充分而又自由的发展空间。换句话说，个体生命沐浴在自然的阳光下，享受着宽松的环境，对自己的个体生命负责，演绎着生命存在的生生不息的发展序列。人处于这种理想的状态之下，就会表现出一种洒脱而超越的精神风貌。

三、养性——守护精神家园

对生命的保养，应首先注重于追求精神层面的超越，厌恶社会上的物欲横流，坚决抵制贪婪和欲望吞噬人的生命活力，高度警惕外来力量对人的异化。大力提倡以人为中心的人本主义精神，真切把握生命。把握生命的真谛，获得对自我的真实而又完整的理解，感悟自我意识对个体生命精神家园的恒久守护。这样，精神层面的"生存"就得到了实现，达到了生命的无限自由，自觉放弃对名利的追逐，淡薄肉体生命的相对有限性，克服自私、虚伪、龌龊的念头，扼制贪婪、无耻、尔虞我诈的行径，使生命存在复归到一种本真状态。

本真状态可使人体生理达到"和谐"状态，与自然融为一体。天、地、人是一个统一的整体，人是这个整体中的一个组成部分，与其他成员之间有着密切的联系。也就是说，人体的养护应该具有一种与天地统一的整体协调的观念，不能孤立地看待自身的炼养。要保持一种"效法天地"的精神——即整体和谐精神，个体才会各安其任而彼此扶助，整体才能相安无事而和谐共处。也就是说人只有顺应自然规律而不是通过破坏自然，违背自然规律来实现养生长寿。

孙思邈把这种精神层面的养生称为养性。并指出：养性，就是把养生活动（包括精神的和肉体的）变成一种良好的习惯，习惯形成，人便进入一种和谐良好的状态，甚至如果不进行这种养生活动，人会感到极不舒服的感觉。人一旦因养生而进入一种和谐良好状态，则百病不生；祸乱灾害也没有侵害的途径。这就是养生的大道。在养性中，孙思邈尤重道德情操的修养。他认为养生大法应以德行为先，德行周备则可延年益寿，服饵养生则居次要地位。

四、柔弱处上——养生法门

《道德经》将"柔弱"视为秉持生命活力和保养生命的圭臬和信条。分别以人、草木、河水等为案例，阐释了"柔弱"胜过"刚强"的道理。

"人之生也柔弱，其死也坚强；万物草木之生也柔脆，其死也枯槁。故坚强者死之徒，柔弱者生之徒……强大处下，柔弱处上。"（《道德经·第七十六章》）

"天下莫柔弱于水，而攻坚强者莫之能胜，以其无以易之。弱之胜强，柔之胜刚，天下莫不知，莫能行。"（《道德经·第七十八章》）

在生命世界中，"柔弱"代表着效法自然，保持本真，拥有旺盛的生命力；而"刚强"则象征着违背自然，过耗本真，代表生命力的衰竭。对于人体养护而言，应该围绕着如何保持生命之"柔弱"而展开，因为人类只有保持了生命的这份"柔弱"，才能保持住生命的那份活力。

具体实践中，则要坚持"无为"而达到"无不为"的实践境界。这就要求生命的保养需要做到能够恒久地保持一种清心寡欲、与世无妄争的心态。与自然界中的其他生物（主要是指人与人之间）不产生利害冲突，得到长久的生存；反之，若一贯地违背"无为"和"妄为"的养生法则，不断地与其他生命体产生争斗和摩擦，耗损本真，置自身于危险境地，就很难保证健全和安康。

五、顺时——遵天地阴阳生长之道

自然界的天地、男女、昼夜、日月、脏腑、气血等均为阴阳对应的矛盾统一体，通过阴阳关系的相互对立、相互消长、相互转化来影响和调节人类机体的生理平衡和心理平衡。四季气候的春温、夏热、秋凉、冬寒的四时更替变迁，万物也相应地出现生、长、化、收、藏的改变，人也不能例外。故《素问·四气调神大论》说："故阴阳四时者，万物之终始也。死生之本也，逆之则灾害生，从之则苛疾不起，是谓得道……从阴阳则生。逆之则死。"这种"天人相应"的观点，贯穿在中医养生活动中。

（一）四时养生法

四时养生，即按一年四季气候阴阳变化的规律及特点，来调摄机体阴阳平衡，调理饮食、起居、精神，达到健康长寿的目的。春夏秋冬四季更替、寒暑变化是自然界阴阳此消彼长的运动过程所致，人体脏腑的生理活动和病理变化，不可避免地要受到自然界四时寒暑阴阳消长的影响，在正常生理状况下，人与自然界时辰季节变化具有同步的相应性变化，人体生理功能随着天地四时之气的运动变化而进行着自然调节。

四时养生以"春夏养阳，秋冬养阴"为原则，即春夏顺其生长之气来养生、养长；秋冬顺其收藏之气来养收、养藏。

春季是万物复苏的季节。春季应于肝，肝主藏血，主疏泄。春季肝气升发，故在春季应注意养肝柔肝。在起居方面，应该晚睡早起。春季阴寒未去阳气渐生，故应注意"春捂"，穿衣要注意保暖。春天最有利于人体采纳真气，晨练也是一大养生方法，但要选择轻柔的项目，如太极拳，散步，慢跑等，不要做剧烈的运动，不宜过度劳累。在饮食方面，宜食用辛甘温之品，如五谷、芥菜、芹菜、油菜、菠菜等低脂肪、高维生素、高矿物质的食物。忌酸味食物，因为酸味具有收敛的功效，影响阳气的升发。春季推陈出新，利于各种细菌、病毒的生存和传播，故容易患流感等热病。春季又是痼疾容易复发的季节，尤其是过敏性哮喘、支气管炎、高血压、冠心病等。平时要注意讲卫生，保持室内空气流通，经常锻炼，提高机体免疫力。

夏季天气下降，地气上升，自然界万物繁茂秀美。心气通于夏，心主血，藏神，为君主之官。故在夏季养生，要注意养心。起居方面，要晚睡早起，以适应夏季阴气不足。夏季气候炎热，应避免在烈日下长时间活动，避免大汗，以防中暑。锻炼最好在清晨和傍晚气温低的时候进行。锻炼时衣着宽松轻薄，便于散热。患有甲状腺功能亢进、心脏病、高血压的患者不宜在夏季剧烈活动。要常备一些防暑的药品，如藿香正气水、双黄连等。夏季腠理开，汗液外泄，邪气得入。故夏季夜晚睡觉时，不易扇风，空调温度不宜过低，以低于室外温度2～4℃为宜，否则容易造成手足不遂，麻木不仁的痹证。"暑多夹湿"，而"脾喜燥恶湿"。在夏季，人体消化功能弱，宜食用清热消暑，健脾益气的食物，如茄子、丝瓜、黄瓜、西瓜、西红柿、酸梅汤、绿豆汤等。要忌生冷油腻，这类食物易损伤脾胃，容易引起肠炎、胃炎等病。由于夏季阳气充盛，中医讲"冬病夏治"，一些冬季常发的慢性病，如支气管炎，在夏天治疗可以好转或痊愈。可以使用三伏贴、针灸保健等。

秋季自然界万物平定收敛。秋季阳气渐衰，阴气渐长，秋季养生要注意顾护阳气。秋季干燥，燥邪伤人，易伤人体津液。肺为娇脏，喜润恶燥，燥邪犯肺，形成肺燥，故秋季要注意防止燥邪对人体的损伤。起居方面，要"早卧早起，与鸡俱兴"。早卧顺应阴气的收藏，早起顺应阳气的生长。民间讲此时应"秋冻"，是因为让机体冻一冻，可以提高耐寒能力，另外也能避免因穿衣过多，使汗出过多，耗伤阴津。秋季是锻炼的好时机，可适当地增加运动量，以抵抗冬季的严寒，但应注意不要过量出汗。运动前可喝些温开水、牛奶等，保持呼吸道的湿润。秋季肺气盛，饮食要"少辛增酸"。少食辛味发散之品，多食酸味之品，以增加肝脏的功能，防治肺气过盛而侮肝脏。另外要吃一些滋阴润燥的食品，如银耳、甘蔗、梨、蜂蜜等。

冬季是生机潜伏、万物蛰藏的时令。此时阴气盛极，阳气潜伏。故冬季养生应敛阳护阴。起居方面，要"早卧晚起，必待日光"。早睡养身体阳气，晚起以养阴气，待日出，可避免严寒。要注意保暖，尤其是双脚的保暖。足部受寒会影脏腑功能。冬季不可终日紧闭门窗，要注意室内空气流通。冬季锻炼不要在恶劣环境中进行，锻炼前要做好准备活动，避免关节扭伤。冬季应于肾，肾主藏精，为先天之本，在志为惊恐。冬季饮食要注意养阳，但不能过于温燥以免伤阳。"冬令进补"，冬季脾胃功能相对旺盛，可以使用一些补养的食物。偏阳虚的人以羊肉、鸡肉等温热的食物为宜；偏阴虚的人以鹅肉、鸭肉为好。饮食宜"少咸增苦"，因为肾主咸，心主苦，冬季肾气本就充盛，多食咸，易使肾气太过而克制心气。多食苦可以养心气。

因此，四时养生是在了解和把握自然界气候变化规律的基础上，结合季节特点，顺应阴阳的变化进行适当的调摄，养阳以助生长之能，养阴以益收藏之本。如此，使人与自然和谐统一，机体处于阴平阳秘的健康状态，从而达到防病延年的目的。

（二）十二月养生法

是根据一年四季十二月天地阴阳之气的具体变化，积极发挥人的主观能动作用，自觉调适自己的活动，使之与自然界的变化规律协调一致。按《四时纂要》的观点，十二月养生法强调天人相应，以适应自然。

一月：养肾防寒

一月包含小寒和大寒两个节气，是一年中最冷的季节。老年人尤宜注意保暖。到"立春"这天，宜服蔓青汁，以预防春季传染病。饮食宜多吃羊肉、狗肉、鸡肉、甲鱼、核桃仁、大枣、龙眼肉、山药、莲子、百合、栗子等。以上食物均有补脾胃、温肾阳、健脾化痰、止咳补肺的功效。当然体质偏热、偏实易上火的人士应注意缓补、少食为好。忌一切寒凉之物，如冰激凌、生冷食品。

二月：阳气生发，适当春捂

二月是春天的开始，包含"立春"和"雨水"两个节气。此时和阳煦煦、春意盎然、气候暖和、阳光灿烂。老年人宜多晒太阳。但本月有"乍暖还寒"的特点，不可骤然脱掉棉衣，应随气候冷暖而适当增减衣服。春季阳气初生，应该吃些辛甘发散之品，不宜吃酸收之味。忌辛辣之物。

三月：晚睡早起，食甜养肝

三月是春天将要过一半的时候，包含"惊蛰"和"春分"两个节气。应早卧早起，练功习拳。此时天气开始变热，切不可练得大汗淋漓。饮食需"省酸，增甘，以养脾气"。要注意多食甜如大枣、锅巴、山药、韭菜、菠菜、荠菜、鸡肉、鸡肝等。少食酸，如西红柿、柠檬、橘子等。

四月：补肾调阴阳

四月是春季最后的阶段，包含有清明和谷雨两个节气。天气已热，植物茂盛，大地一片翠绿。这样的气候环境有利于人体心脏的生理活动。老年人要注意衣薄被单。每天清晨可吃少许葱头，喝少量酒，使气血流通，心脉无阻，便能防止心病发生。情志宜开朗畅怀，安闲自在，切忌暴怒伤心。选择动作柔和、动中有静的运动为宜，如踏青、做操、打太极拳等。饮食调摄方面，须定时定量，防暴饮暴食。多食菠菜、荠菜、葱、水果、山药、枸杞子、兔肉，少吃辛辣、油腻、大寒之物，如辣椒、肥肉、海鱼、海虾等。

五月：关注心脏

五月是夏天即将开始的时候，包含有立夏和小满两个节气。气候炎热，禾苗苦壮，果实青青。老年人不要贪凉而露天睡卧，不要大汗而裸体吹风。饮食上应以低脂、低盐的清淡食物为主，多食用维生素含量高的蔬菜水果。清晨可吃洋葱少许，晚饭后饮少量红酒，以保持气血通畅。宜多食具有清热利湿的食物如赤小豆、薏苡仁、绿豆、冬瓜、丝瓜、水芹、黑木耳、藕、胡萝卜、西红柿、西瓜、山药等。忌食肥甘厚味、辛辣助热之品，如动物脂肪、海腥鱼类、生葱、生蒜、辣椒、韭菜、海虾、牛羊狗肉等。

六月：晚睡早起，宣畅通泻

六月包含有"芒种"和"夏至"两个节气。炎暑季节，暑气逼人，宜避暑纳凉，居通风空敞之处，水亭林荫之中。但切忌将身浸入冷水。老年人更不宜卧霜月星下，宜净心调息，衣着应以棉制品为好，利于汗液排泄。要常洗澡，保持皮肤清洁卫生，还要防止中暑、腮腺炎、水痘等。饮食应以饮食清补为原则。宜蔬菜、豆类、水果等。如菠萝、苦瓜、西瓜、荔枝、杜果、绿豆、赤小豆等。忌辛辣油腻之品。如羊肉、牛肉、猪肉、辣椒、葱、姜等。

七月：劳逸结合，保护阳气

七月包含有"小暑"和"大暑"两个节气。需早起早卧，练功舞剑预防脾病。本月昼热夜凉，温差较大，雨水多、湿热重，老年人多不思食，要保证充足的睡眠，并加强室内通风，尤其在闷热的天气中要注意使用物理降温。还要注意饮食卫生，防止肠道传染病。饮食应以清淡为主，蔬菜应多食绿叶菜及苦瓜、黄瓜等，水果则以西瓜为好。忌辛辣油腻之品。

八月：早卧早起，神志安宁

八月是夏天即将结束、秋天将要来临的时候，包含有"立秋"和"处暑"两个节气。气候转凉，暑气全消，人觉清爽。老年人应及时增添衣服，防止秋凉感冒。入秋后，人体消化功能下降，抗病能力减弱，注意防病。精神调养应做到内心宁静，神志安宁，心情舒畅，切忌悲伤忧伤。饮食宜多食酸，少食辛。如西红柿、辣椒、茄子、马铃薯、葡萄、梨等食物，少吃葱、姜等辛味之品。

九月：阴平阳秘防秋燥

九月是秋天气候最为明显的时候，包含有"白露"和"秋分"两个节气。秋天有万木凋谢之感，人们容易产生"悲秋"，所以要培养乐观情绪，保持神志安宁。最适宜的运动莫过于登山。秋天气候干燥，宜多食西洋参、沙参、百合、杏仁、川贝母、冬瓜、黄瓜、萝卜、梨等。还可用葱白、生姜、豆蔻、香菜预防治疗感冒。忌食鱼虾、海腥，如带鱼、螃蟹、虾类、韭菜、辣椒等。

十月：控情绪，防燥邪，养阴精

十月是秋天即将结束的时候，包含有"寒露"和"霜降"两个节气。北风吹来，天气变冷，霜降大地，草木凋零，虫鸟伏藏。老年人宜着棉衣以御风寒。早卧晚起，必待阳光。要注意控制情绪，避免伤感，多做开心喜好之事，保持良好的心态，平安度过秋季。宜适当多食芝麻、糯米、粳米、蜂蜜、鸡、牛肉、鱼、大枣、山药等以增强体质。少吃葱、姜、蒜、辛辣之品。

十一月：早卧晚起保护阳气

十一月是冬天正式来临的时候，包含有"立冬"和"小雪"两个节气。天地万物的活动都趋向休止，准备蛰伏过冬。冬季到来，自然界表现为阴盛阳衰，气温降低，寒气袭人，人体阳气容易受到损伤，所以要特别注意保护阳气。生活中做到早卧晚起，保证充足的睡眠，注意背部保暖。饮食宜多吃热量较高的膳食，还要多食新鲜蔬菜，以避免维生素缺乏，如牛肉、羊肉、乌鸡、豆浆、牛奶、萝卜、青菜、木耳、豆腐等。少食寒性之品，如海鲜等。

十二月：适度进补动静结合

十二月是一年的结束，包含有"大雪"和"冬至"两个节气。数九寒天，梅花斗雪，喜报春讯。但仍须防寒，更防冬温。适当体育锻炼，防意外受伤。精神上要积极向上，保持乐观，认真研究自己的身体状况选择食补、药补。如体质弱、消化功能差的人，要选择"慢补"，适当多吃"当归羊肉汤"等，还要多吃蔬菜，切忌过补、急补。体质好的人则要"平补"，不要过食油腻之品，以防产生内热而诱发疾病。饮食可多吃羊肉、牛肉、芹菜、白萝卜、土豆、大白菜、菠菜、苹果、桂圆等。忌生冷如海鲜等大寒之品及冷饮。

（三）十二时辰养生法

古人将一天二十四个小时分为十二时辰，对应十二地支作为每日节律，用来说明人体一昼夜中阴阳的消长及盛衰的情况。又通过十二个时辰对应人体十二条经脉，将十二时辰与人体脏腑经脉联系起来，实现良好的生活方式与规律作息结合养生的目的。主要内容如下。

子时养护胆经。子时（23：00～1：00），气血进入胆经。胆经旺，胆汁推陈出新。子时阴气最盛，是一天之中最黑暗的时候，也是人体气血阴阳交替转换的一个临界点。此时最需要安静，不要熬夜，要及时上床睡觉。否则胆经就会出现问题，表现为口苦、时常叹气、胸肋部作痛以致身体转动困难等。病情严重时，表现为面部毫无光泽，全身皮肤干燥，以及足外侧感觉发热等。调养胆经的办法有敲打体外侧的胆经，尽量不吃夜宵、按时睡眠，也可经常按揉阳陵泉穴、光明穴、风池穴等。

丑时养护肝经。丑时（1：00～3：00）是足厥阴肝经气血最旺的时辰。肝主藏血，储存、分配和调节全身的血液及疏导全身功能活动，使气血调和。丑时一定要进入睡眠，以熟睡来维持肝主藏血的功能。精神上要保持平和、舒畅，不要暴怒和抑郁，还要注意，少生气。如果生了气，一是大哭。二是撮捏右季肋部皮肤，自上而下。

寅时养护肺经。寅时（3∶00～5∶00）。肺经当令。肺主气，主宣发和肃降，推动气血津液流布全身，通调水道使小便通利。寅时是阳气的开端，人体气血由静变动，一息生阳萌发，这时全身器官都要休息，如果熬夜，必损阳气，这个人一天都没精神。

卯时养护大肠经。卯时（5∶00～7∶00）气血流注于大肠经，大肠经旺。大肠主传导，如果此时正常排便，对身体是有帮助的。排不出的大便会变成宿便，使毒素停留在体内。大肠经有问题就容易出现口干舌燥、腹胀腹痛或肠胃炎、习惯性便秘等病证。因此，最好养成每天早起后排大便的习惯，避免产生宿便。清晨起床后，可适当喝杯温水，以促进排便。卯时，是与自然规律相适应的练功时间，要到户外呼吸新鲜空气，散步、打拳皆可，但不可赖床睡懒觉，还要避免"五更色"。

辰时养护胃经。辰时（7∶00～9∶00）气血流注胃经。辰时人体内的阳气已经完全生发起来。此时吃早餐，最易被消化、吸收和代谢。如果不吃早餐，脾胃就会空运转，人体就会感到头晕无力，脾胃功能也会失常。阳明为五脏六腑之海，多气多血，充养全身的脏腑、经脉、筋肉、皮毛，一旦胃经功能紊乱、脾胃失调，气血津液生化不足，人体的脏腑、经脉、筋肉、皮毛就会受损，尤其是容颜最易衰老。

巳时养护脾经。巳时（9∶00～11∶00）气血流注于脾经。脾主运化，主肌肉四肢，脾经旺，有利于吸收营养、生血。关于养脾，要注意：一是思伤脾，指过度思虑会导致脾气郁结，运化失调，从而引发一系列疾病。可根据木克土的原理，有时可采取激怒患者的办法，治疗过度思虑。二是长夏时令养脾。脾的特性是"喜燥恶湿"，长夏阴雨连绵、空气潮湿，脾此时是最弱的，同时也最易调养。多吃豆类食品，多喝绿豆汤。健脾，可敲打大腿内侧的脾经，按摩三阴交等穴位。

午时养护心经。午时（11∶00～13∶00）心经气血充盈。心经旺，心主血脉，有利于周身血液循环，心火生胃土有利于消化。午时是一天中阳气最盛的时候。是人体阴阳交替转化的一个临界点。如何养护心经？一是吃过午饭后，可以用一手摩擦另一手臂内侧，至有热感为止。二是午睡，夏季尤其需要。午睡时间在 11∶00～13∶00 之间。方式注意几点：在家或有条件，最好躺着睡；在办公室要靠着睡；肚子盖些衣服，防止着凉；如果周边嘈杂，可以静坐，要闭目、放松，意守百会或丹田穴。另外，还可按摩内关等穴位。

未时养护小肠经。未时（13∶00～15∶00）气血流至小肠经。小肠主要功能是将经胃初步消化的食物进一步消化，将食物中的精华养料吸收后，通过脾的运化，滋养全身，并将消化后成糟粕的化物传送到大肠。养护小肠，一定要吃好午餐。未时阳气开始下降，阴气开始上升，是按揉小肠经以保养小肠的最佳时间。小肠经的走行路线是沿着手臂经过肩膀，上班族长期伏案工作，容易造成胳膊、肩颈瘀阻，感到酸痛，为此，可以在未时做甩手操。具体动作：身体站立，全身放松，两脚与肩同宽，两眼平视前方，两臂同时前后摆动，速度不要太快，幅度稍大，每天一次，每次 100 下。

申时养护膀胱经。申时（15∶00～17∶00）气血流注膀胱。膀胱经旺，此时大脑气血充盛，人体记忆力和判断力都很强，正是学习记忆的好时机。申时膀胱经旺，最宜多喝水，以利于排尿。保养方法是学习工作间隙，可摩擦腰部，以保养五脏六腑；多喝白开水，助膀胱排毒，应以单纯的白开水为主，淡茶也行，饮料、牛奶、啤酒不适宜。申时"动汗法"，有利于健身除病，以微微出汗为好。

酉时养护肾经。酉时（17：00～19：00）肾经经气最旺。人体经过申时泻火排毒，其肾脏在酉时进入储藏精华的阶段。日常要利用好肾经当班的时段，合理循按肾经，保护好肾经，只有肾精充足，才能使智力保持在较高的水平，同时还能提高生育能力。老年人容易肾脏亏虚出问题。酉时是老年人锻炼的最佳时间。可散步，可打太极等舒缓性的运动。肾经是阴经，走腹部。可在酉时从上而下推揉腹部。另外，可以常按揉涌泉、太溪等穴位。

戌时养护心包经。戌时（19：00～21：00）心包经气血充沛。心包经旺，再一次增强心的力量，心火生胃土有利于消化，这时刚好为晚餐时间。心包因其部位接近于心肺，能帮助心肺传输气血，协调阴阳，使精神变得愉快。戌时可做些甩手运动，对心脏会有帮助。心脏不好的人，最好在戌时循按心包经，按揉膻中穴、内关穴、大陵穴等，可分别调气、预防冠心病与精神疾患。

亥时养护三焦经。亥时（21：00～23：00）阴气更重，阳气更弱，气机下降。此时的养生关键：有心肾疾病、低血压、低血糖、阳气虚者，应在此时及时服药，以预防半夜发病；此时还是入睡的最佳时间，但睡前要少喝水。三焦经掌握人体诸气，通百脉。人如果在亥时睡觉，百脉就可以得到休养生息，对身体十分有益。亥时入睡最养阴。中医讲"天人合一"，白天属阳是活动工作、消耗精力的时间；晚上属阴，主要任务就是休养生息、养精蓄锐。睡眠的重中之重是"子午觉"，而"子午觉"的关键是熟睡，就需要人们在子时之前、亥时之末入睡。另外，可以拍打三焦经，能使元气顺畅、二便通畅、气化正常。还要注意：心平气和、平衡阴阳、节制性生活、少上火，可保持元气不再流失。

"道法自然"，每天遵循自然规律来生活，按生物钟在适合的时间做该做的事，以保养我们的先天真元，才能减少疾病的发生。一天之中有十二个时辰，人类脏腑功能的活动、气血的运行、机体的变化、疾病的发生都与其有密切的联系。所以人体生物钟的节律要符合一天十二时辰的规律，来平衡脏腑、平衡阴阳、唤醒人体自我修复潜能，从而做到顺时养生。

六、寡欲——养真之途

古人云：夫食、色，性也。饮食、男女之事，是人的基本生理心理需求和人类繁衍的必要条件。所以善养生者，须知精足而育、慎房劳以保肾精，节饮食、戒偏嗜以养脾胃。欲固然是不可纵，但同样不可绝，应顺应生理之性，合理取舍。

善养生者，就要控制自身的各种欲望。要知足常乐，若任随欲望膨胀，势必招来灾祸。人最大的灾祸和不幸就是贪得无厌。所以果能知足，内心充实，思想闲静，心无杂念，使真气调和，就会感到生活快乐，真正做到古人所云：甘其食，美其服，安其居，乐其俗的境界。反之，任由私欲泛滥，纵情声色犬马、灯红酒绿、纸醉金迷，就会陷入"五色令人目盲，五音令人耳聋，五味令人口爽，驰骋畋猎令人心发狂，难得之货令人行妨"之地。

七、慎动——和阴阳之动静

芸芸众生，世间万象，不管怎样繁杂、妖娆，最终都要回归到生命的最根本状态——"致虚极，守静笃"。这是生命活动的基本规律，也是万物不可抗拒的必然法则。保持旺盛生命力的根本源泉，在于慎动。也就是不要过度的活动，行住坐卧勿过劳，七情五志勿过极，而是要"动而中节"。谨守这一生命之道，保养人体生生不息的和顺之气，使人心境平和，如此便可延年益寿、增进健康。要做到慎动须从以下两个方面入手：一是慎独精神，二是动而有节。

（一）慎独精神

慎动的前提是精神慎独。心宜安静，神宜安定，心神皆安则妄念不起，才不会受到七情的影响，产生七情所伤"喜伤心，恐胜喜；恐伤肾，思胜恐；思伤脾"的结果，做到"恬淡虚无，真气从之，精神内守，病安从来"的状态。其次还要掌握一定的调畅气机经络的方法，如通过打坐、太极拳、八段锦等来调整呼吸以安神定志。

（二）动而有节

指的是劳不过极，根本还在于守静，同时要注意日常锻炼。防止"久视伤血、久卧伤气、久坐伤肉、久立伤骨、久行伤筋"的"五劳""七极"结果。做到"俭视养神，俭听养虚，俭言养气，俭欲养精"。具体实践可进行一些活动量不大，但效果显著的养生方法，如目宜常瞑、发宜常梳、背宜常暖、齿宜常叩、腹宜常摩。

（三）几种常见养生保健运动

1. 太极拳　起源于河南温县陈家沟，由明亡后隐居家乡的"乡兵守备"陈王廷创编而成，它集《黄庭经》《拳经》，以及陈家《拳谱》《拳经息歌》之精华，讲究意念导引动作，气沉丹田，心静体松，重在内壮，把拳术中的手、眼、身、步的协调配合与引导、吐纳有机结合起来，从而达到人与自然，肢体与意识的高度统一，不但用于技击、防身，而且更广泛地用于健身防病，深为广大群众所喜爱，是一种有实效的传统养生法。

2. 八段锦　是由八种不同动作组成的健身术，故称"八段"；由于这种健身动作可以强身益寿，祛病除疾效果甚佳，动作连贯优美，如展示在人们面前的一幅绚丽多彩的锦缎，故称为"锦"。

八段锦的运动强度和动作的编排次序符合运动学和生理学规律，其动作柔和缓慢，圆活连贯，以腰脊为轴，带动四肢运动，上下相随，节节贯穿，松紧结合，动静相兼。动作间充满了对称与和谐，以其内实精神，外示安逸，虚实相生，刚柔相济，意动形随，神形兼备的运动，促进真气在体内的运行，以达强身健体之效。

3. 五禽戏　"五禽"指虎、鹿、熊、猿、鸟五种禽兽；"戏"，即游戏、戏耍。五禽戏则是模仿虎、鹿、熊、猿、鸟五种禽兽的动作创制而成的一套锻炼身体的方法。相传为华佗所创。

4. 易筋经　"易"即指移动、活动；"筋"，即泛指肌肉、筋骨；"经"，即指常道、规范。"易筋经"就是指活动肌肉、筋骨，使全身经络、气血通畅，从而增进健康、祛病延年的一种传统健身法。

总之，中医学倡导"天人合一""道法自然"的养生观，追求生命的生生不息和健康长寿，希望通过各种养生运动达到"寿敝天地"的理想状态。

【思考题】

1. 何谓"上工"？"上工"具有的特质是什么？
2. 何谓体质？体质的分类和特点是什么？
3. "道法自然"养生的主要内容是什么？常见的养生运动有哪些？

针灸作为中医学的重要组成部分，历史源远流长，两千多年来针灸疗法一直在中国流传发展，并传播到全世界，2010 年 11 月已被列入联合国非物质文化遗产名录，为世界人民的卫生健康作出卓越的贡献。针灸的核心内容即经络腧穴学说，经络腧穴作为人体生命的有机的组成部分，揭示了人体生命的奥秘。本章将从老官山汉墓出土的经穴漆人探索神奇针灸；从内景返观看经络的发现和经穴的真实存在，并由此窥析针灸的渊源及经络腧穴的实质，探寻中华文明的惊人创造。

第一节　神奇针灸

2012 年 7 月四川省成都市天回镇老官山汉墓出土了一尊木胎髹漆经穴人像，见图 9 - 1，这是迄今为止我国发现的最早、保存最完整的经穴人体模型，这尊小小的经穴漆人，映射出古代人体经络腧穴的密码，绽放着中国古代人体生命科学的智慧，凝结着中国医学辉煌灿烂的历史。

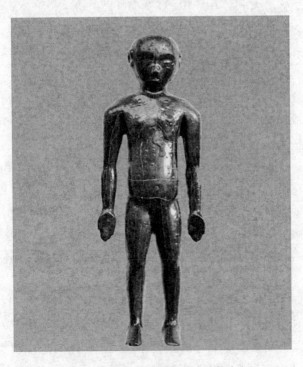

图 9 - 1　老官山汉墓出土的针灸漆人

一、老官山经穴漆人——最早的经穴模型

2012 年 7 月，在成都市金牛区天回镇（当地俗称"老官山"）地铁 3 号线施工现场，发现一个西汉时期的古墓葬群。经文物部门抢救性发掘，共发掘清理了 4 座古墓。其中在 3 号墓中出土了 160 余件各类器物，其中包含一尊制作精良的木胎糅漆经穴人像。这尊人像裸体直立、高 14 厘米，造型完整精致，漆色光亮如新。体表不仅绘有清晰的数十条阴刻的白色细线和朱砂描绘的红色粗线，还在其躯干、头面和四肢，刻画有 100 多个白色圆点，躯干部位还阴刻有"心""肺""肾""盆"等铭文。经项目专家考证，其线条走行与人体经脉近似，而圆点与人体的腧穴点近似。老官山漆人的发现对研究古代针灸经络腧穴理论的发展和演变提供了宝贵的研究资料，具有独特的学术价值。经络腧穴理论是针灸学术体系的核心，是指导针灸临床实践的关键理论。该理论的形成过程漫长而复杂。历代古籍文献虽对经脉、腧穴有大量记载，但经脉循行大多遵从《黄帝内经》中《经脉》篇的记载。腧穴的名称与数量，在晋代以前的医学典籍中记载不一，至《针灸甲乙经》后方无大量增加，但关于腧穴的早期起源仍存在诸多疑点、难点。此次出土的老官山汉墓漆人，因其埋于地下，完整保存了西汉时期的原貌，是迄今为止世界上最早的人体经穴模型，其可信度、真实度高，是探寻针灸经络腧穴学说发展脉络的重要实证。

老官山汉墓 3 号墓中同时出土的还有 920 多支有关医学的竹简，这些竹简是马王堆汉墓出土医学简帛之后最大的一次医简发现。通过项目专家对竹简全文识读，对比字体和书写风格，按内容将其整理为 6 种：《脉书·上经》《脉书·下经》《逆顺五色脉藏验精神》《发理》《刺数》《治六十病和齐汤法》（据《天回医简书迹留真》，巴蜀书社，2021 年 11 月版）。这些医学内容，与传世的中医经典《黄帝内经》《伤寒论》已有很多相似之处，从脏腑经络及其循行，到望诊与脉诊等诊断方法；从针灸刺法、方剂配伍等治疗手段到临证疾病辨治，都已经有一套完整的体系。老官山汉墓出土的针灸经穴漆人与这些文献资料进行互补印证，可以得出以下结论：在西汉早期我国就对经络腧穴就有了较成熟的认识，中医针灸学已经形成了较完备的理论体系；老官山经穴漆人作为现存最早的经穴模型，说明针灸医学教育在西汉早起就较为普及。

二、经络学说——人体生命的奥秘

老官山经穴漆人反映了人体生命具有完备的经络腧穴系统，揭示了人体生命的奥秘。经络学说成为中医学的重要组成部分，是古人对人体生命的深刻认识，经络腧穴在中医学的诊断、治疗，以及养生保健起到极为重要的作用。《灵枢·经别》中说："夫十二经脉者，人之所以生，病之所以成，人之所以治，病之所以起，学之所始，工之所止也。粗之所易，上之所难也。"《素问·经脉》也指出，经络可以调控人体生命的功能活动，具有"决死生，处百病，调虚实"的作用。也就是说，人的生死取决于经络；疾病的发生发展是由于经络活动出了问题；疾病的诊断可以通过经络察知；疾病治疗也可以通过经络来达到。宋·窦材《扁鹊心书·卷上·当明经络》更直白地说："学医不知经络，开口动手便错。"这充分说明，经络是人体生命构成的组成部分，为医者不可不掌握。

所谓经络，是遍布周身、联络脏腑肢节、沟通上下内外、全身之气运行的通道。《黄帝内经》中有"十二经脉者，内属脏腑，外络肢节"的表述，这就是说，经络把内在的脏腑与外在的形体、肢节，以及全身腧穴都联系成一个有机的整体。关于经络的生理功能，明代医家王肯堂在《证治准绳》中阐述道："夫经脉者，乃天真流行出入脏腑之道路也。所以水谷之精悍，为荣卫于脉之内外统其大用。是故行六气，运五行，调和五脏，洒陈六腑，法四时升降浮沉之气，以生

长化收藏。其正经之别脉络于内者，分守脏腑之位，各司其属，与之出纳气血，凡荣卫之妙用者，皆天真也。"具体言之有以下三个方面：其一，经络具有沟通联系的作用，人体是由五脏六腑等相关器官组成，通过经络建成一个有效的联络，可以使人体作为一个整体进行相关功能的协调，各器官可以通过经络彼此有机联系在一起。十二经脉、十二经别纵横交错，入里出表，通上行下，属络脏腑，联系官窍；奇经八脉联系并调节正经，十五别络加强表里两经之间的联系；十二经筋与十二皮部联系筋脉皮肉等。其二，经络具有运行气血的作用，经络将气血运行到人体的各个器官组织，可以使人体抵抗外邪，保卫机体；经络具有疏通调节作用，经络可以调节人体的阴阳，对于疾病出现的气血不和，阴阳偏盛、偏衰等，都可以进行调整。其三，经络具有传导感应的作用，经络不仅可以运行气血，还可以传递各种信息，比如当人体受到刺激的时候，刺激就会沿着经络传导到人体相关脏腑，使相关脏腑功能发生变化。复杂的人体生命活动，每时每刻都有许多生命信息通过经络系统发出、交换和传递。

面对发现于 2000 多年前的经络腧穴，现代人充满好奇。在现代科学昌明的今天，人们运用现代科学的方法和手段，对经络实质进行了深入的探讨。有以下几种学说：有研究认为经络现象是一种神经系统的功能表现，并从大脑皮层、脊髓到外周传入的各个神经层次及自主神经与经络的关系进行了深入的探讨；有研究认为经络是电磁波振荡与电化学振荡的能量循行通道，利用红外和太赫兹波检测技术，发现经络是红外、太赫兹波传输的通道；有研究认为经络中运行的气血是人体内的体液，而经络是人体中所存在的脉管或间隙性结构；有研究认为经络存在于筋膜结缔组织当中，提出筋膜间隙气道理论来探讨经络实质。尽管这些研究对经络实质是什么尚有争议，但越来越多实验都证明了经络的客观存在。经络作为人体生命构成的重要组成部分，是现代科学尚未揭示的生命奥秘，它在中医学中占有极为重要的地位，也为现代科学探索人体生命本质提供了向导。

三、经络腧穴的运用——神奇的针灸

经络作为人体生命构成的重要组成部分，疾病的发生发展必然涉及经络，疾病的治疗也就可以通过疏通经络而达到，而针灸就是直接疏通经络的有效方法。针灸包括针和灸两部分，针灸工具的使用可以追溯到远古时代。早在新石器时代，人们无意间发现，运用锐利的小石头刺激某一些部位，能诱发人体的一定变化反应，久而久之形成了以石治病的方法，后称为"砭术"。关于针的最早记述是《山海经》，其中有"高氏之山，其上多玉，其下多箴石""有石如玉，可以为针"之说，《素问·异法方宜论》说："砭石者，亦从东方来。"随着人类智慧和生产的发展，后又出现了骨针、竹针、金针等针具，直到我们现在使用的金属针具。灸的产生，是人们在熏烤食物时由于温热刺激了皮肤而感到舒适，引起了人体的一定反应，并逐渐认识到其治疗疾病的作用。《素问·异法方宜论》中有"脏寒生满病，其治宜灸焫"的记述。针和灸的实施，都是通过刺激经络腧穴来进行的。无论是针还是灸，都强调气至而有效，即通过刺激经络腧穴，激发经气而发挥其效应。

在中医学众多治疗方法和手段中，将经络腧穴应用极致的是神奇的针灸。

明代针灸大家杨继洲在其所著的《针灸大成》中指出："劫病之功，莫捷于针灸，故《素问》诸书为之首载，缓、和、扁、华，俱以此称神医。盖一针中穴，病者应手而起，诚医家之所先也。""又语云：一针，二灸，三服药。则针灸为妙用可知，业医者，奈之何不亟讲乎。"说明古人将针灸的疗法作为防治疾病的第一要法，并且起效神速。《素问·经脉》强调，经脉具有"处百病，调虚实"之功，即通过针或灸对腧穴经络的作用，可以调治百病、养生保健。杨继洲说："病著于经，其经自有虚实耳。补虚泻实，亦自中病也。病有一针而愈，有数针始愈。盖病

有新痼浅深，而新浅者，一针可愈，若深痼者，必屡针可除。"在《针灸大成》中记述了多个针灸医案，其中许多顽疾、危重症和痼疾，通过针灸即能起到立竿见影的效果。针灸疗法以其独特的优势、广泛的适应性、迅速而显著的疗效，为历代医家所青睐，也为广大民众喜爱。

不仅如此，《黄帝内经》不仅仅把针灸作为治疗疾病的方法和手段，而且将其视为养生修真之法。《素问·刺法论》："是故刺法有全神养真之旨，亦法有修真之道，非治疾也，故要修养和神也，道贵常存，补神固根，精气不散，神守不分，然即神守而虽不去，亦能全真。"

从目前临床报道看，针灸疗法已被广泛地应用于临床各科常见病的治疗。针灸通过疏通经络气血、调整经络的气机、激发调动脏腑功能以达到防治疾病的功效。应该指出的是，针灸的临床运用，不仅仅是适用于治疗各种功能性疾病、疼痛性疾病和感觉、运动障碍等神经性疾病，而且能广泛地诊断临床各种病证。

从唐代开始，中国针灸就传播到日本、朝鲜、印度、阿拉伯等国家，并在他国开花结果，繁衍出具有异域特色的针灸医学。到如今为止，针灸已经传播世界 180 多个国家和地区，为保障全人类的生命健康发挥了巨大的作用。2010 年针灸被纳入联合国教科文组织"人类非物质文化遗产"名录，中国针灸的普及率日益提高，逐步走向世界，已成为"世界针灸"。目前世界上 202 个国家和地区中有 183 个国家都通过不同形式将针灸运用于疾病治疗和康复。早在 1979 年，联合国世界卫生组织（WHO）就公布了用针灸治疗会有较突出疗效的 43 种疾病。为适应不断增加的针灸临床治疗和研究发展需要，世界卫生组织又于 1996 年召开了意大利米兰会议，提出 64 种针灸适应证。针灸已成为世界通用的一种新的医学科学，能治疗很多西医学难以奏效的病证。世界卫生组织（WHO）除积极推广宣传针灸有效适应证外，同时也从事着各种针灸培训及研究工作。世界卫生组织在实施 2014～2023 年传统医学战略中，对 129 个成员国开展了调查结果显示，超过 80% 成员国应用中国针灸。

第二节 发现经络

中国古老的经络腧穴是怎样被发现的呢？在中医界比较正统的说法是"经络学说是我国劳动人民通过长期的医疗实践，不断观察总结而逐步形成的"。但必须指出的是，这里的"医疗实践"不仅仅古人因触碰腧穴产生感应变化、体表反应等病理现象的推理、解剖生理知识的启发等常态途径，更为主要的是，古人通过内求法的内景返观体察和发现。

一、古代中医的内景返观与内证体察

明代医家李时珍在《奇经八脉考》中说："内景隧道，唯返观者能照察之。""内景返观"是一种什么样的方法呢？成书于北宋的《圣济总录》中这样写道："闭目内视，五脏历历分明，知其所处，然后五脏可安……视表如里，亦能驱五脏之神，为人治病。"这里所说的"闭目内视"是指运用内求的方法，去观察身体中内在的景象。"内景"，不仅仅指脏腑形态，更主要是指脏腑经络气化的内在景象。古人正是运用这样的方法来探知人体生命。

《黄帝内经》中诸如气血津液、脏腑气化、营卫之气的运行、经脉的循行等理论的阐述，不仅仅是外在的观察和简单的经验总结，更是古人对人体生命和自然的真实体悟。《四气调神大论》《生气通天论》及"七篇大论"等诸多章节，描绘的诸多天人相通的内容，亦是通过内证体察而感知到人与自然的关系。《灵枢·九针十二原》中有"粗守形、上守神"之记述，后世也有"草医"（指应用偏方、单方的医生）、"大医"（指一般运用四诊、辨证论治的医生）、"明医"（指

精通中医内证体察，明了内景的医生）之说。《素问·八正神明论》把"守形"的医生与"守神"的医生作了比较，说"形乎形，目冥冥，问其所病，索之于经，慧然在前，按之不得，不知其情，故曰形。"指出"守形"的医生通过问病、切脉与分析，间接探知疾病的病机，而不是直接体察到患者体内的真实气机状态。而"守神"的医生则表现为："神乎神，耳不闻，目明心开而志先，慧然独悟，口弗能言，俱视独见，适若昏，昭然独明，若风吹云，故曰神。"这即指出了"守神"的医生通过对气化内在景象的把握，以明了疾病变化机制。

《难经》根据内证体察实践的内景，提出了"肾间动气"说。其曰："诸十二经脉者，皆系于生气之原。所谓生气之原者，谓十二经之根本也，谓肾间动气也。此五脏六腑之本，十二经脉之根，呼吸之门，三焦之源，一名守邪之神。故气者，人之根本也。"又说："脐下肾间动气者，人之生命也，十二经之根本也，故名曰原。"从史料记载来看，这一时期著名医家扁鹊便是精通中医内证体察技术的古代医生。司马迁的《史记·扁鹊仓公列传》对扁鹊描述道："扁鹊以其言饮药，三十日，视见垣一方人，以此视病，尽见五脏症结，特以诊脉为名耳。"由此可见，扁鹊有着内视体察他人身体内部景象的功能，故被称为一代"神医"。

晋代著名医家、养生家葛洪对丹田内景的体察颇有体会，他在《抱朴子·内篇》中明确提出："脐下二寸四分下丹田……心下绛宫金阙中丹田也，或在人两眉间……三寸为上丹田也。"

隋朝巢元方著的《诸病源候论》非常重视运用"存想内景"的方法去除疾病，他说："存想思念，令见五脏如悬磬，五色了了分明。闭目存思，想见空中太和元气……透皮入肉，至骨至脑，渐渐下入腹中。"内景存想的要点是"意专思存，不得外缘"才能"元气达于气海，须臾则自达于涌泉……则名一通"。等到"一通二通，乃至日得三通五通"就能呈现出面色红活荣润，毛发光泽亮丽，耳聪目明的状态，达到"气力强健，百病皆去"。以此方法修炼养生五脏精气充足，脏腑调和，四肢康健，面色红润，耳聪目明，百病不生。可见内景存想是气功修炼养生的一种重要方法，是内证体察的一种重要形式。

金元医家刘完素在《素问病机气宜保命集》中详细介绍了炼气体察内景的多种方法。如守气法，即存想内在气机运动变化，具体方法是两眼轻轻闭合，安心静坐，自然均匀呼吸。等到心里平静之后，内观存想五脏六腑及丹田之景象。

金元医家李东垣认为异常的情绪波动会损耗元气，他在《脾胃论》中提出"元气不足而心火独盛……心不主令，相火代之。相火，下焦包络之火，元气之贼也。火与元气不两立，一胜则一负"。李东垣提出夜半安心静坐片刻时，"生发周身血气"，静心体察内在气机变化，有助于平息阴火。

金元医家朱丹溪认提倡滋养肾阴，其方法则为凝神内观法，以静制动，指出："圣人定之以中正仁义而主静""人心听命乎道心，而又能主之以静……彼五火之动皆中节"，他通过静功体察内在宁静状态的方法，平和气机，协调五脏，消除"动"这个因素，火不妄动心不妄动，则阴精可存。

明代著名医药大家李时珍提倡内证体察经络脏腑。他说："紫阳《八脉经》所载经脉，稍与医家之说不同。然内景隧道，唯返观者能照察之，其言必不谬也。"（《奇经八脉考》）他认为，虽然书中记载与医家的论述不同，但是他相信这是真的，因为内景隧道，能照察之。

明代著名御医龚廷贤善用呼吸体察法培补元气。他在《寿世保元》中有专门一章是讲呼吸功法的"呼吸静功妙诀"，此功法属于道家气功功法。"每子午卯酉时，于静室中，浓褥铺于榻上，盘脚趺坐，瞑目不视，以绵塞耳，心绝念虑，以意随呼吸一往一来，上下于心肾之间，勿急勿徐，任其自然。"（《寿世保元·呼吸静功妙诀》》在安静的环境当中，安心静坐，意识合着呼吸，观察着呼吸，不急不躁，任气在心、肾之间流动。

　　明末清初著名医家汪昂在《勿药元诠》中记载了通过"小周天"功法体察任督二脉的过程："从任脉撮，过谷道到尾闾，以意运送，徐徐上夹脊中关，渐渐速些，闭目上视，鼻吸莫呼，撞过玉枕（颈后骨），将目往前一忍，直转昆仑（头顶），倒下鹊桥（舌也），分津送下重楼，入离宫（心也），而至气海（坎宫、丹田）。"

　　清朝温病学派名医叶天士善于通过静坐体察内景治疗疾病。如在吐血的治疗中，叶天士嘱咐患者首先要保持内心平静，少思少虑，"潜心涤虑、勿扰情志"，然后"于子午参以静功，俾水火交、阴阳偶"以助于体内水火既济阴阳平衡，气血不妄动。

　　诸如此类，在中医典籍中，不胜枚举。并且一些医家还将内观景象用图画形式表现出来，如成书于明代的《循经考穴编》中有《脏腑内景之图》；明代名医张景岳的《类经图翼》中有《内景图》（图9-2）、《内景赋》。明代李梴《医学入门》也附有有《内景全图》。

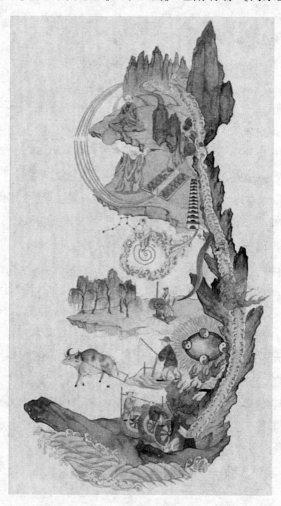

图9-2　内景图

　　总之，中医学发展历程中，众多医学大家都以"探究内景"作为研习中医学的重要方法之一，进而提出他们的创新理论。这种通过"探究内景"的方法，即是中医学独特"内证体察"的方法。

二、内证体察是研究中医的重要方法

　　所谓内证体察，"内"即内向、内在；"证"即求证、证实。内证，即向内求证，在自己身体内部体察求证。"内证体察"即借"内证"的方法，去认识人体生命、认识自然，这一认识自然世界的方法在悠久的中华文明中底蕴深厚，源远流长。儒家借此修身治学、道家借此得道成仙、释家借此成佛做祖、武术家借此克敌制胜。而中医则凭借这项技术认识、改造人体生命。

中医内证体察是根据中医学生命观，在气功锻炼的基础上，体会察照人体生命的内在状况及变化，以认识、强化、更新自身生命过程，并进一步认识、改造人和大自然的关系，最终达到体悟中医学理论、促进中医学临床发展的目的。中医内证体察是对人体自身生命活动的直接感知和体察，要体察人体生命，首先就必须了解人体生命，就必须明确中医学的生命观。"形气神三位一体的生命观"是古人对人体生命的真理性认识，它认为：人体生命是由形、气、神三个要素构成的，并且这三个要素是相互关联、相互影响的一个整体。中医内证体察的锻炼内容是对人体生命构成要素——形、气、神的体察，并且中医内证体察的技术实施即是使形、气、神三者相合的过程。可见，中医内证体察实践离不开中医学生命观的理论指导。

中医内证体察是运用内证的方法去体察人体生命。所谓内证法，是指意识活动指向于内在的生命运动，并对其自身进行求证体察，即内向性运用意识的方法。内证的实质即是把意识活动回归到人体本身，使自身形、气、神三者相合，融为一体，促进自组织的稳态平衡，实现人体生命的自我优化。在人体生命活动中，意识是人体生命的主宰。体察，即体会察照，中医内证体察是人的意识积极主动地去体会察照人体生命的内在状况及其变化。这些生命的内在状况及变化包括各组织器官及其运动变化，人体之气的流行、聚散、开阖变化，经络的循行与功能，神意的变迁及情绪的变化等。

内证体察自身生命的内在状况及变化，不仅是认识生命活动的过程，也是一个强化、更新自身生命的过程，是真正的"知行合一"。在内证体察过程中，当形、气、神三者融为一体时，能够促进自身生命活动的有序化，使形体更加坚实，正气更加充足，神意更加灵敏，抵抗外邪的能够得到提高，即《素问·上古天真论》中所述："精神内守，病安从来。"不仅如此，当中医内证体察的"功夫"日益纯熟，不仅能够认识和强化自身的生命活动，还能"由此即彼"，察悟到大自然变化的规律，从而更好地改造大自然，使人和大自然和谐相处。因此，内证体察既是认识、强化、更新自身生命过程，也是进一步认识、改造人和大自然关系的有效途径。

中医内证体察的机制是通过气功锻炼，使形、气、神紧密结合，融为一体，从而强化人体内的感知功能。当感知功能敏感到一定程度时，即可察知到人体内的生命运动状况及变化，如各组织器官及其运动，人体内气的流行、聚散、开合变化，经络的循行与功能，神意的变迁及情绪的变化等，见图9-3。

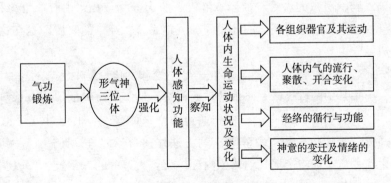

图9-3　内证体察机制

综上所述，内证体察是中医学习者体悟中医学理论、探索人体生命奥秘、促进中医临床发展

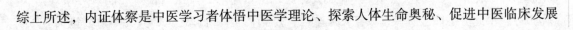

的重要方法和手段。通过内证体察，是人们能够体察到人体之气、经络、脏腑等人体结构及其功能活动的真实状态，它是认识和探索人体生命的重要手段和方法，是中医学理论产生和发展的重要源泉。

三、气和经络的内证体察

如上所述，中医内证体察是根据中医学生命观，通过自身的修炼，体会察照人体生命的内在状况及变化，体察内容和对象包括人体形态结构的体察、人体之气的体察、经络循行的体察与人之神意的体察。而对经络的体察和认识，离不开"气"。诚如《灵枢·九针十二原》中说："刺之要，气至而有效。"因此，说到经络腧穴及针灸，就必言之于气。因此，对气和经络的体察是中医内证体察实践的关键和重点内容。

在中医学中，"气"不仅是哲学范畴的概念，更是具有自然科学属性的真实存在。《黄帝内经》中记载各种关于"气"的名词，它对虚空之气、天地之气、万物之气及人体之气的运动变化规律皆有论述。如元气根于下焦，通运三焦而运化至周身；宗气积聚胸中气海，贯注心肺两脏而布散全身各处；营气行于脉中，按照经脉的流注次序"五十而复大会"；卫气行于脉外，"行于阴二十五度，行于阳二十五度"；经络之气复杂的循行路线等。这些关于"气"的复杂描述，正是人体之气运行分布的真实状态，是哲学难以构思的，也很难通过简单观察而认识到。这种对人体之气景象的描述，只有基于中医内证体察实践的理性认知才能将其论述描绘得如此真切细致。

气具有客观实在性，其实质是一种尚未被认识的特殊物质。现代科学对中医之气进行多层面的、多方位的探讨，有认为气的实质是一个无限可分的，集物质、能量、功能、信息、生命密码等于一体的相互关联的混合统一体；有认为气的实质是一组、一类、一群西方现代科学已经发现和尚未发现的最基本的存在，具有物质－场的属性；有研究者分别对无气功修炼经历者、一般气功修炼者、资深气功修炼有素者进行了右手劳宫穴的太赫兹波检测。发现普通人劳宫穴也能检测到微弱的太赫兹波能量，并且气功师静态以意引气时太赫兹强度都高于常人与地球背景，气功功能越强则太赫兹强度也越强。这在一定程度上证明了人体之气的客观存在，且其与太赫兹波具有相关性；有研究者认为气不仅具有实在性，而且还有灵性和特殊的能动性，因此，心要与气相通，做好虚静功夫，这样才能体察到气。

关于经络的物质性，有研究者采用中西医对照的方法研究了经络的实质，认为中医学的经脉、营血、经筋、卫气和皮肤是经络的实质；有研究者以筋膜间隙气道理论来阐述经络的实质，即经络的物质基础以周围遍布的血管、神经、淋巴、肌肉等为依托，由胶原纤维网络构成实体，并附有多糖、水凝胶、组织液等为载体的筋膜间隙气道系统，经络的实质即是在这些筋膜结缔组织系统的间隙形成的气束。

总之，"经络－气"是人体生命的客观存在，经络论和气化论是中医学的核心内容。

对气的体察，历来是中国古代诸家修炼的重要内容。儒家通过气的体察以修身治学，如明代大儒陈献章提倡"学贵自得"的功夫论，擅长通过静坐来体察气。他通过"悟道静坐"的方法体察先天之气，通过"观天地生物气象静坐"的方法体察自然之气，通过"愈疾养生静坐"的方法以体察人体之气；道家则将依据气功修炼内证体察到人体内的气化景象并以图画的形式形象地表现出来，如《黄庭经》《内境图》《内经图》等道家典籍；武术家则通过对气的体察来提高技击能力，太极拳大家董英杰说："盖太极练功，沉肩坠肘，气沉丹田。气能入丹田（丹田为气总机关），由此分运四肢百骸，以气周流全身，意到气至。练此地位，其力不可限量矣。"

如前所述，古代医家对气的体察多体现在对疾病的治疗与养生上。中医内证体察不仅能够验证中医气和经络理论的真实性，还能在古人气和经络体察的基础上，利用现代科学的技术与手段，进行更广泛和深入的实践，从而为中医理论的创新提供源源不断的实践动力。通过中医内证体察对气和经络体察的实践，有助于为中医气和经络的理论提供有利的实践数据支撑，对促进中医气和经络理论的丰富、完善与发展将起到积极的推动作用。

中医内证体察的实践贯穿于中医学的产生和发展的整个历史过程中，是中医理论的重要源泉，亦是中医临床的基础与精华。中医内证体察通过气功锻炼的内向性运用意识，体察、认识人的生命运动规律。在中医内证体察中，气和经络等为主要体察和观察对象，只要遵循古人的内证体察的规律和方法，就能体察到气和经络真实存在。

从老官山汉墓出土的经穴漆人，我们探讨了历史悠久的神奇针灸，从内景返观的历代中医典籍记载，我们探析了经络的发现和经穴的真实存在，中华文明在两千多年前的西汉时期，对人体生命奥秘就有如此深刻的揭示，我们不得不赞叹古人的智慧，不得不赞叹中华文明伟大的创造，它将激励我们守正创新，把老祖宗留给我们的中医学保护好、传承好、发展好。

【思考题】

1. 试述经络的作用。
2. 何谓"中医内证体察"，其机制是什么？
3. 中医内证体察对探知经络有何意义？

第十章

大医精诚

　　孙思邈在《备急千金要方》卷一中以《大医精诚》为题，全面系统地论述了中医医德思想，强调作为一个医生需要做到"精"和"诚"两个方面。"精"指医术要精湛，必须"博极医源，精勤不倦"。"诚"指医德要高尚，要一心一意为患者服务，立"普救含灵"之志；对待患者须极端负责，做到"纤毫勿失""无得参差"；作风上要庄重大方，不得"自矜己德""经略财物"。

　　大医精诚，充分体现了儒家的"仁爱"学说、道家的功德说、佛教的悲悯情怀和普济众生等观念，成为论述中国传统医德思想最重要文献。孙思邈首次全面论述了医者的"仁爱"情怀，济世救人的行医目的，生命至重的价值观念，高尚道德修养和精湛医疗技术相结合的医家道德，"普通一等""皆如至亲之想"的医患伦理思想，尊重同行、淡泊名利的医际规范，不惜个人安危、"一心赴救"的行医规范，还对当时社会上的不良作风提出批评，可谓中国优秀医德传统的全面总结。孙思邈像，见图 10-1。

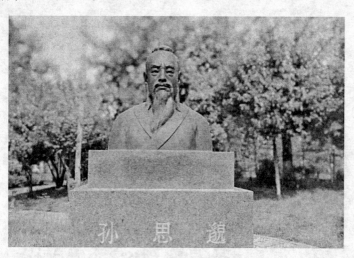

图 10-1　孙思邈像

第一节　普救含灵

　　中华传统医德深植于悠久的中华文明沃土之中。中华文明的精神特质在于深体天、地、人合一之道，视天、地、人为"三才"，而三者之间，又以人为中心，即人为万物之灵，天地之间人为贵。这种"以人为本"的精神特质，把道德提高到至高无上的地位，在医学领域表现为特别注重行医者的道德修养。因此，中国传统医学在强调医者德才兼备的同时，又把行医者的道德放在了首位，而尊生、贵生、全生、爱生又是医德思想体系的出发点和最终归宿。

一、尊重生命、仁爱救人——人命至重思想的历史渊源

早在先秦时期，中华文明就已体现出对"人"的重视，如杨朱学派的"轻物重生"思想，儒家的"仁者爱人"思想，都高度关注人和人的价值，体现出了"以人为本"的精神特质。佛教传入中国后，"慈悲"成为中国佛教最重要的价值观之一，普度众生也体现出对生命的重视和尊重。

（一）以人为本的人贵论思想

在中国文化中，人是宇宙万物的中心。早在先秦，我国就产生了"人贵论"思想。《尚书·泰誓上》曰："唯天地万物父母；唯人万物之灵。"天地万物，唯人独得灵秀之气，故人为万物之中最灵、最贵者。医学的产生正是出于对生命的尊重，医学目的就是治病救人，因此，中医学接受并贯彻了这种"以人为本"的精神。对于人来说，最宝贵的就是生命。因此，中医学早期就表现出一种关注生命、热爱生命的朴素情感。传说神农氏为救治人命，使百姓延年益寿，跋山涉水，遍尝百草以了解药性的寒温平毒，识别出了众多具有治病解毒、养生保健的良药；最终因误尝断肠草而死，成为牺牲自己、造福天下的道德榜样。《素问·宝命全形论》曰："天覆地载，万物悉备，莫贵于人，人以天地之气生，四时之法成，君王众庶，尽欲全形，形之疾病，莫知其情，留淫日深，著于骨髓，心私虑之，余欲针除其疾病，为之奈何？"表达了医者应当为天地间最尊贵的"人"解除疾苦，以保全生命、保全身体的医道情怀。

（二）儒家的仁爱思想

"仁"是儒家的核心思想之一。"仁"的基本含义是"爱人"，即爱跟自己有血缘关系的父母兄弟等人，并将"孝悌"作为仁的核心要素；同时，儒家根据忠恕之道的原则将这种血缘关系推广至社会上所有的人，这就是"泛爱众而亲仁"。所以儒家倡导的"仁"是一种极其广泛的道德观念，以人为核心，以人为根本，这正表现了儒家对生命的无限热爱和珍惜。

《孟子》曰："恻隐之心，仁之端也。"人的仁爱之心，源于恻隐之心。所谓恻隐之心，是指看到一个即使是跟自己毫无关系的人遭遇灾祸或不幸也会产生同情之心、怜悯之心。比如看到小孩子坐在井边玩耍将要掉到井里去，人们都会产生惊惧同情之心，即使这个孩子是与自己毫无关系的陌生人。这种同情之心，就是仁慈的开始。因为同情，所以共情，会把别人的遭遇想象成自己的遭遇，这就促使人们本能地去帮助那些鳏寡孤独者，这就是儒家恻隐之心。医生的恻隐之心，则直接表现为对患者的同情怜悯之心。当医者看到患者遭受痛苦时，就像自己或自己的亲人正在遭受痛苦，就会像本能地救治自己的亲人一样去帮助患者解除疾患，竭尽全力，不计得失。

医者是患者生命之所系，治病救人首先应当怀有一颗博爱之心。中国古代医家在儒家"仁爱"思想的基础上，又有所发展。儒家的"爱人"是根据血缘亲疏关系不同而有所区别的有差等的爱，而医家所讲的"爱人"是一视同仁的对待所有的患者，即把所有来求救的患者，普同一等地当作自己的至亲之人来救治，不论对方与自己关系亲疏远近、地位高低贵贱、贫穷还是富有，也不论其年龄长幼、长相美丑、聪明还是愚蠢。正如《万密斋医学全书》中说："医者，仁术也，博爱之心也，当以天地之心为心，视人之子犹己之子，勿以势利之心易之也。"说的正是要一视同仁帮助、仁爱所有患者的道理。

（三）道家的重生思想

重生是道家的重要哲学思想。道家学说认为天下"莫贵于生"，并把人的生命看得比世界上一切东西都重要。凡是对生命有损害的事情，都不去做。道家早期代表人物杨朱提出"拔一毛而利天下，不为也"（《孟子》），即使用腿胫上一根毫毛换取天下大的利益也不去做。因为肌肤由一根根毫毛构成，身体由一块块肌肤构成，一根毫毛虽微小，但积少成多，就会危及生命，这是道家"轻物重生"，认为生命高于一切思想的典型代表。老子主张宠辱皆忘，不要为追求名利、地位、荣势等身外之物而累及身体，认为只有懂得贵身爱身的人，才可以托付天下，即"故贵以身为天下，若可寄天下；爱以身为天下，若可托天下"（《道德经》）。庄子认为即使是天下都无法与宝贵的生命相比拟，那么其他的事物就更没有比生命更重要的了。因此，他反对因外物而损耗生命，所谓"夫天下至重也，而不以害其生，又况他物乎？"（《庄子·让王》）

道家这种以人为本、高度重视生命的思想对中医学的发展产生了积极的影响。一方面，"重生"就必然注重"养生"，道家的"重生"思想直接推动了中医"养生"理论和实践的产生和发展。另一方面，道家的"重生"是重视个体的生命、个人的身体，这就促使很多读书人为了保养自身生命而习医。如东汉名士皇甫谧从盛年时开始，在长达 19 年的时间里，身患风痹病，半身麻木不仁，活动不便。在多方求医无果的情况下，为了给自己治病，皇甫谧走上学医、研医之路，并编成了《针灸甲乙经》一书，此书被后人称为"中医针灸学之祖"。孙思邈也因自己从小体弱多病而认识到医学的重要性，而走上行医之路。

（四）佛家的慈悲思想

佛教传入中国以前，中医药学已经取得很高的成就，基础理论与实践方法都已经发展较为成熟。在佛教传入以后，汉传佛教教义对中医学产生了重要的影响，佛教的道德规范对中医医德的影响就是其中一个重要的方面。

"慈悲"是佛教最重要的道德观，慈是给人快乐，悲是解除人们的痛苦。佛教提倡不但要有慈悲之心，还要有慈悲之行，要帮助他人解除痛苦。《佛说无量寿经》："普欲度脱一切众生。"佛教徒的普度众生思想，正与儒家的"泛爱众"思想、道家的"爱人若爱己"思想非常契合。佛教徒认为，普度众生、救济黔首，使芸芸众生脱离苦海是慈悲善行的极致。普度众生，莫过于救人性命，所谓"救人一命，胜造七级浮屠"。佛教"五明学"中即有专门论述医理、方剂、药物的"医方明"。孙思邈的《大医精诚》要求大医在行医之时，"先发大慈恻隐之心，誓愿普救含灵之苦"。对所有来求救的患者，一视同仁，"普同一等，皆如至亲之想"，正是源自佛家的慈悲思想。

鉴真和尚，是唐代的佛学大师，也是著名的医学家，他除了精通佛学外，还潜心研究《神农本草经》《黄帝内经》等医药典籍。鉴真和尚在寺院首创悲田院，亲自在寺内山地种植药材，济贫扶困，免费为贫苦百姓诊病，送医送药。鉴真晚年东渡日本，随船携带大批医籍和名贵药材，并将中医药知识毫无保留地传授给日本僧人，被日本医药界誉为"日本汉方医药之祖"，这正体现了鉴真和尚跨越民族、超越国界的普度众生思想。鉴真的伟大之处在于将佛教大慈大悲、普度众生的教义通过医疗活动、医术传播转化为具体的实践，不为名、不为利，只为救济人间疾苦，从而成为人类医学史上最具普济情怀的医家之一。

二、不为良相，则为良医——从职业选择到职业道德

"以人为本"是中国文化的基本精神之一，即以人为考虑一切问题的根本。一方面，以人为中心，必然注重人的自我价值的实现，读书人无一不怀有兼济天下的职业抱负；另一方面，人最宝贵的莫过于生命，以人为中心，必然注重生命的保养、延续。也只有生命得以保全，才能实现人生理想，所以大批读书人都将养生纳入修身之中。受儒家思想影响，中国古代知识分子，以"修身、齐家、治国、平天下"为己任，十分强调个人对于社会的责任，进而以济世救民作为自己的人生理想。而众多儒生又以济世救人为出发点，兼习医术，精研医技，编纂医典，这又影响了一批又一批的职业行医者。

（一）习医以济世——对习医动机的影响

"不为良相，便为良医"直接体现了古代知识分子对于实现人生理想的道路选择。这句话不但成为后代知识分子选择习医、业医的重要依据，而且要求习医、业医者把济世救人作为自己的职业道德。正如明代医家王肯堂所说："欲济世而习医则是，欲谋利而习医则非。"（《灵兰要览》）将济世救人、不谋私利视为一个良医的基本职业素养。

"不为良相，便为良医"这一典故，源于北宋名臣范仲淹，据南宋吴曾的《能改斋漫录》记载，范仲淹从小志向高远，有一天，他到庙里抽签算卦，抽了一支签，祷告说："将来，我能做宰相吗？"卦相显示不能。又祷告说："如果不能，我希望做个良医。"显示还是不能。医生在中国古代社会地位较低，从《汉书·艺文志》开始即将医书归入"方技"类，唐代韩愈描述当时的社会状况时说"巫医乐师百工之人，君子不齿"，将医生与巫祝、乐师等并列。在科举时代，读书人首选的人生道路是通过读书参加科举考试，进而进入仕途，再通过做官达到济世的目的，以拯救生民疾苦。宋·赵恒《劝学诗》曰："男儿欲遂平生志，五经勤向窗前读。"因此，知识分子无一不把考取功名、入仕为官作为人生追求。所以有人问范仲淹，大丈夫立志为相，可以理解，当个良医算什么志向，你不觉得低贱吗？范仲淹回答：我在乎的哪里是名誉地位，能造福于天下百姓，最好的选择固然是做宰相；如果做不了宰相，能够救人疾苦，惠及百姓，没有什么职业比得上做医生了。

范仲淹说这句话，固然是因为他胸怀天下，有"先天下之忧而忧，后天下之乐而乐"的仁心大志，而"不为良相，便为良医"这句话却成为知识分子在科举之路走不通时，选择习医、行医的重要动力。科举考试竞争非常激烈，很多人终身难以及第。在这种情况下，部分读书人弃儒从医，坚决地走上了习医的道路。因为，良相通过参与国家治理，使国家长治久安、百姓安居乐业，而良医则通过治病救人解除百姓身体上痛苦，使百姓健康长寿、社会和谐安定。古今众多医者正是通过治病救人这一实实在在的行动帮助老百姓做好事，并在老百姓中传播仁爱之学，从而达到了济世平天下的目的。良医与良相虽然途径、方法不同，但功用却相同，都达到了拯救众生、造福百姓的目的。正如北宋医家许叔微所说："医之道大矣。可以养生，可以全身，可以尽年，可以利天下与来世，是非浅识者所能为也。"（《普济本事方·序》）所以通过行医，既可以救人性命，解除百姓疾苦，同时又实现了知识分子自身的人生理想，促使他们承担起了自己的社会使命，实现了自身的社会价值。

我国古代许多医家饱含悲天悯人的广阔情怀，出于对生命的重视，纷纷走上了习医之路，并终身将济世救人作为最高的道德准则。正是这种"不为良相，便为良医"的强烈社会责任感，使得他们能够淡泊名利，最终活人无数，造福天下。

东汉末年，战争连绵，民不聊生，张仲景痛心疾首地对当时读书人舍本逐末、不重视自己生命、追逐名利地位的不良状况进行批判。张仲景认为，读书人只懂得追名逐利，不懂医术，在遇到疾病之时束手无措，是非常危险的，这样只会让自己白白丢掉性命。因痛心于家族之人因病早夭，悲伤于世人死于非命而不能得到救治，张仲景遂立志钻研医术，最终撰成《伤寒杂病论》。跟张仲景一样，李时珍、喻嘉言等古代名医都是在科举道路走不通之后，选择了行医以济世。

（二）详察而勿失——对从业态度的影响

医生的责任在于治病救人。孙思邈在《大医精诚》中指出，一个负责任的医生应该"省病诊疾，至意深心；详察形候，纤毫勿失。处判针药，无得参差。虽曰病宜速救，要须临事不惑。唯当审谛覃思，不得于性命之上，率尔自逞俊快，邀射名誉，甚不仁矣"。医生如果粗心大意，敷衍塞责，无异于谋害生命。"夫用药如用刑，误即便隔死生……盖人命一死不可复生，故须如此详谨，用药亦然……庸下之流，孟浪乱施汤剂，逡巡便至危殆，如此杀人，何太容易？"（《本草类方》）医者身系患者安危，正是出于对生命的敬畏和尊重，中国古代众多严肃的医家，都非常注重严格要求自己，在诊治疾病时小心谨慎，一丝不苟，对待患者高度负责，不敢有丝毫懈怠。

正是出于对患者的高度负责，清初医家喻嘉言在遇到很多庸医误诊的案例后，提出了"先议病后用药"的要求。即要求医生诊完脉后，不急于开药，先自己仔细思考，给患者讲清楚病因、体质、治法、用药、预期效果等，然后再处方用药。经过这样的仔细思考，可以在治病的时候少走弯路，患者不会因误诊而耽误病情。喻嘉言又以慎之又慎的态度，十易其稿，最终写成了《医门法律》一书，使医生治病有规则可依，提出需要将庸医误人者绳之以律，使临证者不敢轻妄草率。

（三）医乃活人术——对精进医术的影响

医学是最为精细、微妙的技艺，没有精湛的医疗技术不能称为医生，救死扶伤也就无从谈起。医学的目的是治病救人，如果医理不精通、医术不精益，就会导致误诊误治，甚至害人性命。正如徐春甫所说"医本活人，学之不精，反为夭折"（《古今医统大全·医道》）。因此，古之大医都十分注重提高自身的医术，而济世活人则是其精进医术的主要动力。正如清代医家吴鞠通所说："生民何辜，不死于病而死于医，是有医不若无医也，学医不精不若不学医也。"（《温病条辨·自序》）

全生之德为大，正是出于对生命的尊重，使得一代代具有仁爱之心的良医博极医源，虚心向学，不断提高自己的医术，为中医学的发展做出卓越的贡献。孙思邈曰："凡一事长于己者，不远千里，伏膺取决"。（《备急千金要方·序》）他跋涉千里拜师、采药、谈医论方，从诊候切脉到针灸方药，无所不及，最终成为一代大医。

元代的朱丹溪，为金元四大家之一。四十岁开始学医，学医之初，他和当时其他学医者一样，昼夜研读《校正太平惠民和剂局方》，但不久他就发现了其中的弊端，用古代的方子治疗今天的疾病，情况必定不能完全符合。因此，朱丹溪到处访求名师，只要听说哪个地方有一个擅长治疗某方面疾病的医生，就去虚心拜访请教。他渡过浙河（钱塘江），奔走吴中（今江苏徐州吴中区），穿越宛陵（今安徽宣城），到过南徐（今江苏镇江），最后抵达建业（今南京），都没有遇到真正的良师。当时在杭州一带有一个叫罗知悌的名医。罗知悌是刘完素的弟子江南高僧荆山浮屠的学生，同时又旁通张从正、李东垣的学说，即集金元四大家前三家之大成。朱丹溪在泰定二年（1325）听说了罗知悌的学识后，便立即启程去拜访，但是朱丹溪屡次拜访却得不到罗知悌的接见。为了拜得名师，进一步精进医术，朱丹溪越挫越勇，即使被罗知悌家的门人多次叱骂都没有打退堂鼓，日日拱手立于罗知悌家门前，即使大风大雨也不改变，一直足足坚持了三个月。罗知悌为朱丹溪的真诚所感动，遂沐浴整装，非常郑重地接见了朱丹溪。此时，四十四岁的朱丹溪已小有医名，为了求得真正的学问，进一步提高自己的医术，仍然坚持虚心求教，不断进取。朱丹溪能够成为一代大师，是他不断精研医术、追求进步的必然结果，是他怀有济世活人的高尚追求的结果，即"士苟精一艺，以推及物之仁，虽不仕于时，犹仕也。"（《丹溪翁传》）读书人如果精通一门技艺，把仁爱之心推及众人，即使在当世没有做官，犹如做官一样。

天地之大德曰生。像孙思邈、朱丹溪等古代的名医、大医正是深体天地之大德，以人的性命为重，在医学上精益求精，不拘泥古人，不故步自封，虚心向学，转益多师，不断进行医方配伍调整和医学理论创新，才有了中医学术的不断进步。

（四）著书以教人——对撰著医书的影响

医生提高自身的医术，可以惠及自己的患者。但一个人的力量毕竟是有限的，如果能把自己的经验记录下来，撰写成医学著作，则不仅可以传向四方，还可以流之后世，惠及更多的患者。正如喻嘉言所说"执方以疗人，功在一时""著书以教人，功在万里"。（《医门法律》）因此，古代医家出于对生命高度负责的态度，潜心钻研医术，若果有所得，还会将毕生心得记载下来，惠及后人。

然而，医学关乎性命，撰著医学著作必须慎之又慎。很多医家穷尽一生的精力，撰著一本著作，如李时珍历时 27 年撰成《本草纲目》。

明代医药学家李时珍，出身医学世家，早年刻苦好学，但科举不第，后弃儒从医，成名后，曾在太医院任职。任职期间李时珍有机会接触到大量的医学著作，此时，他发现历代本草著作有许多缺点和错误不实之处，不仅分类混杂，而且还漏载了许多药物。药物的名实对应、性味归经事关人命，不可等闲视之。因此李时珍忧心如焚，立志要修订本草著作。于是李时珍决定辞官回乡，亲自采药，实际调查，他走访了河南、江西、江苏、安徽等很多地方，实地考察药用植物，解剖并观察药用动物，采掘炼制药用矿物，并虚心向当地农民、猎户、渔民、樵夫、药农和铃医请教，在数十年医药实践的基础上，又参阅经、史、子、集、医药卫生等各种著作八百余种，最终历时二十七年，三易其稿，写成了《本草纲目》一书。《本草纲目》一书不仅注重药物名实考证，纠正了前代本草中许多错误，还创新了编纂体例，使得每种药物的名字、产地、修治、气味、主治等纲举目张，清晰明了。《本草纲目》成书后，影响巨大，不仅在国内广泛流传，还于1606 年传入日本，又先后被翻译成日文、拉丁文、德文、英文、法文、俄文等，被誉为"东方药物巨典"，对人类近代科学和医药学都产生了巨大的影响，为世界医学命运共同体的发展作出了巨大贡献。

（五）非其人勿授——对传授医术的影响

中国古代传授医学知识和经验，一直秉承"非其人勿授"（《素问·灵兰秘典论》）的原则，即医学要传授给合适的人，志同道合的人。医者是人类生命的保护神，而医学教育的目的在于培养人类生命的保护神，并把前代积累的医学经验传承下去，持续济世活人、造福百姓。因此，为了保证医学知识流传不绝，中国古代的医家非常注重医学知识和经验的传授。同时，医学又是最为精细、微妙的技艺，医学教育必须培养医术高超之人。医学教育必须是精英教育，天资聪慧、勤奋刻苦、价值观正确，缺一不可，否则世间会增添许多无辜枉死之人。因此，古代医家在传授医术时非常慎重，会多方考察之后才选择合适的传授对象。所谓"得其人不教，是谓失道；传非其人，慢泄天宝。"（《素问·气交变大论》）如果择人不当，不但不能弘扬医道，反而会危及自己、他人，甚至会给整个医学事业带来重大的损失。可见，只有重视医学人才的选择，才能使医道绵延不绝。

据记载，名医长桑君已知扁鹊不同于常人的情况下，仍然观察了扁鹊十余年，才将自己的秘方书传授给扁鹊。朱丹溪在拜罗知悌为师时，已经很有名气了。罗知悌仍然在朱丹溪请求了三个多月后才肯见他，罗知悌收下朱丹溪之后便毫无保留地将自己毕生的医术传授给他，最终使朱丹溪成为金元四大家之一。

中医教育高度重视医德。一个医学生必须树立生命至重的价值观，才能真正做到"博极医源，精勤不倦"，才能真正把医术学好，进而达到救人疾苦的目的，才能真正为百姓健康服务。古代名医都反对把医术作为追求个人名利地位的手段。如《大医精诚》载："医人不得恃己所长，专心经略财物。"李东垣晚年想要找一个可以传授医道的徒弟，有人推荐了罗天益。他在传授罗天益医术前，首先问罗天益"汝来学觅钱医人乎？学传道医人乎？"在得到罗天益回答"亦传道耳"后，李东垣不仅将自己毕生的医术倾囊相授，为了让罗天益学习时无后顾之忧，还出钱资助他一家人的生活。

第二节　体恤苍生

自古以来，"德艺双馨"就是中医医者的重要品质。在中国医学史上，有一批医德高尚、医术精湛的中医药学家，从神农、黄帝、扁鹊到张仲景、华佗、董奉、孙思邈，再到李东垣、朱丹溪、李时珍、喻嘉言等，他们刻苦钻研医术、精勤不倦、体恤苍生、济世救人、仁心仁术，不仅留下了代代相传的千古佳话，而且也深深激励了一代又一代中医药学者继往开来、砥砺前行，他们事迹和精神直到今天仍然给我们很多启示。

一、苏耽与橘井泉香

苏耽（生卒年不详），西汉道家，或称苏仙公。桂阳郡（今湖南郴州）人。传说他曾在牛脾山修道成仙，故此山后改名为苏仙岭。

相传苏耽从小就有为天下人荡邪恶、扶正气的壮志。苏耽自小跟随采药郎中进山采药，自学医术。由于他学习医术专心致志，不受外界干扰，很快自学成材。他早年丧父，感恩于母亲的养育之恩，苏耽对母亲十分孝顺，相传苏母久病不愈，苏耽忧心如焚，暗中祝祷，愿意自己代母受病，只望母亲早日康复，终于感动神灵赐下灵药，苏母吃下立刻痊愈。苏耽对百姓爱护有加，为乡里百姓诊病开药时，往往分文不取，深得当地百姓赞许和爱戴。

有一天，苏耽要出远门，在临行前，对母亲说："此地明年将有大疫流行，只有咱家的井水和橘树才能治疗。如果有患病的人，可以给他一升井水和一片橘叶，煎汤喝下就可以痊愈。"第二年郴州果然暴发了瘟疫，来势凶猛，不分男女老少，染病之人甚多，苏母就按照儿子的嘱咐，救活了无数乡民。自此，"橘井泉香"这一佳话便流传下来，"橘井"便成了中医药界的代名词。

虽然，苏耽是传说中的人物，人生经历有些离奇，但这一典故却反映了古代劳动人民对孝道、行善等美德的推崇和敬仰。苏耽的事迹和医德可概括为：

苏公史传水中仙，鹤翅鹿乳性保全。

仁心善德惠黎庶，橘井泉香万民延。

二、张仲景与坐堂医

东汉著名医学家张仲景，从小勤奋好学，博览群书，从史书上看到秦越人救治虢太子、望诊齐桓公的故事，对其高超的医术十分敬佩，从此对医学产生了浓厚的兴趣，这为他后来成为一代名医埋下了一颗济世救人的种子。

张仲景生活的汉代末年，此时朝廷软弱、政治腐败，黎民百姓饱受战乱之苦，导致生灵涂炭，横尸遍野，最终引发疫病流行，很多人死于非命。张仲景目睹无数人因没有得到救治而被病魔夺去生命，痛心疾首，悲愤不已。这使从小轻视权贵、淡泊名利、怜悯百姓的张仲景萌发了精研医术以解除老百姓疾苦的愿望。

张仲景拜当时名医张伯祖为师。因性格沉稳，才思过人，敏而好学，于是得到老师张伯祖喜爱，张伯祖便将自己的医术倾囊相授。张仲景在跟师学习之余，还苦读医书，反复研读《素问》《九卷》《难经》等中医学经典著作，广泛搜集古今治病的有效良方，并结合自己的临床经验，写成了传世巨著《伤寒杂病论》一书，这本书成为千古医方之祖。

虽然张仲景无心于名利荣势等身外之物，但在东汉灵帝时，因其品行高尚，被州郡举为孝廉；建安年间被任命为长沙太守，担任一方最高行政长官。身居高位的他，仍心系百姓，不忘初心，坚持利用医术"上以疗君亲之疾，下以救贫贱之厄，中以保身长全，以养其生"。张仲景在任长沙太守期间，正值疫疠流行，许多百姓遭遇疾难。当时规定，做官的不能随便进入民宅，接近百姓。但是，不接近百姓，就不能为他们解除疾苦，也就无法施展自己的医术。于是，张仲景想了一个办法，选定每月的初一和十五两天，大开衙门，不问政事，而是让百姓进来看病。张仲景就端端正正坐在大堂上，挨个仔细为百姓诊治，分文不取。张仲景首创名医公开坐堂问诊的先例，他还让衙役贴出安民告示，告诉老百姓这一消息。他心系百姓，"敢为天下先"的举动在当地产生了强烈的震动，老百姓无不拍手称赞，对他更加拥戴了。时间久了，就形成了惯例。每逢初一和十五，他的衙门前便聚集了来自四面八方求医看病的百姓，甚至有些人带着行李远道而来。他的举动被传为千古佳话，"坐堂医"的称呼一直沿用至今。

人们为了纪念张仲景的高超医术和崇高医德，就把药店内为患者诊脉看病的医生通称为"坐堂医"。这些医生也把自己开设的药店取名为"某某堂"。这就是"坐堂医"和中药店称"堂"的来历，张仲景也被后世尊称为"医圣"。

张仲景的品德和事迹可概括为：

身逢乱世志高远，屡遭离殇探幽玄。

勤求古训研医道，博采众方著《伤寒》。

读书不求名与利，坐堂兼及民和官。

辨证论治开先河，医圣美名千古传。

三、董奉与杏林春暖

董奉（220—280），又名董平，字君异（一说字君平），号拔墘，侯官（今福建长乐）人。少年学医，信奉道教。后迁居江西庐山，潜心钻研医学，努力提高医术。董奉和南阳张仲景、谯郡华佗并称"建安三神医"。

董奉也生活在动荡不安、生民凋敝的东汉末年。董奉曾用医术挽救了濒临死亡的交州刺史吴士燮。吴士燮身患重病，已经昏死三日之久，恰好碰到了董奉，董奉给他服下一丸自制的药物，并捧着他的头摇动，使药物下行。不久吴士燮睁开眼睛，手足也都能动弹了，半天后能独自坐起来了，四天后恢复语言能力，一切正常了。董奉由此医名大振。

后来董奉迁居江西庐山，附近百姓慕名前来求医，董奉为民众看病，无论贫富贵贱，一视同仁，为贫困患者治病分文不取，只要求患者病愈后就地植种杏树。重病治愈后种杏树五株，轻病治愈后种杏树一株。几年后，董奉居住之地杏树成林，郁郁葱葱，约有十万余株。董奉居住在杏林之中，将此视为人间佳境。董奉又在杏林中建了一个简易仓房，并告诉世人，如果想买杏，不需要通报，只需用等量的谷子自行换取即可。这样董奉每年用杏换得大量的谷子，除自给外，全都用于救助那些生活无助的贫苦之人，或者路过的匮乏之人。于是，以后人们便将这片树林称为"董仙杏林"，甚至把医坛统称为"杏林"，称赞医德高尚、医术精湛的医生为"誉满杏林"或"杏林春暖"。

董奉的事迹和医德可概括为：

平民医生功德善，杏林春暖佳话传。

救死扶伤弘医道，济世活人百姓安。

四、壶翁与悬壶济世

壶翁，又称壶公，东汉时期民间医生，真实姓名及生卒年代不详。一说壶公即谢元，历阳人。东汉末年某个夏天，河南一带突发瘟疫，死人无数，人们想尽各种办法，用尽各种药物，仍然无济于事。正当疫情越来越重，人们极度恐惧的时候，一位行走江湖的老翁，背着一只大葫芦，在街市上开了一家药店，声称自己葫芦里的药专治瘟疫，而且药价低廉，口不二价，甚至对于穷苦之人，不收药费。由于他的药非常有效，很快就救治了很多人，并控制住了疫情。大家对他感恩戴德，却不知道他的来历。

有个叫费长房的年轻人，在市场上当管理员。有一天，费长房在酒楼喝酒，偶然见到街上行人渐渐散去后，那个卖药的老翁居然跳进了那个装药的葫芦里。费长房在楼上看得清清楚楚，觉得非常不可思议，便认定老人不是一般人，于是第二天费长房带着礼物前去拜访。老人知道费长房已经发现了自己不同凡人之处，于是叫他第二天再来。第二天，费长房按时到来，老人带费长房一起到葫芦中游历了一番，并嘱咐他不能把这件事告诉别人。又过了一段时间，老人对费长房说："我是神仙，因为有过错而被罚下凡，现在事情已经了结了，可以离开尘世了，你愿意跟我走吗？"费长房决心向老人学习，于是跟随老人进入深山，学了十天，回到家里发现已经过了十年。从此费长房成了名医，能治百病，驱瘟疫。

人们称卖药的老人为"壶公"或"壶翁"，这就是"悬壶"的来历，后来又称行医卖药为"悬壶济世"，这里的"壶"就是指葫芦。

壶翁的事迹和医德可概括为：

乐善好施名壶公，口不二价驱疫情；

原是谪仙下凡界，悬壶济世利苍生。

五、孙思邈与虎撑

孙思邈（581—682），京兆华原（今陕西铜川市耀州区）人，唐代著名医药学家。他自幼聪颖，七岁开始读书，能日诵千言。二十岁时已通晓诸子百家，特别喜欢谈论老庄等道家之学，而且还喜好钻研佛经。孙思邈小时候患过风疾，为了治病罄尽家产，因此，他早早就立志要做一名为民众解除痛苦的苍生大医。孙思邈勤奋地钻研古代的医学著作，并致力于寻求民间的治病经验，常常为了一个单方，或一个炮制方法，不远千里去虚心请教。因此，他的医术得到不断提高，虽然多次被朝廷召见并封赐官爵，但他无心仕途，每次都坚决推辞。孙思邈一生多数时间，归隐山林，修身养性，为百姓治病，济助苍生。

孙思邈一生交友甚广，如长于针灸的太医令谢季卿，以医方、针灸闻名的甄权、甄立言兄弟，专长药性的韦慈藏，擅长药物和养生的孟诜，"初唐四杰"之一的卢照邻和大学士宋令文，唐初名臣历史学家魏征等，都是他的好友，他们经常来往，探讨学问。

相传孙思邈在离家乡不远的五台山采药时，所骑的毛驴被老虎吃掉了。但是那只吃了毛驴的老虎没多久回到了孙思邈面前，垂下头，眼中露出哀求的神色，嘴里还流出鲜血。孙思邈本不想理睬吃了他毛驴的老虎，但老虎伏在地上并不追扑他，只是张开大口喘着粗气。孙思邈发现原来一根骨刺横在老虎喉咙里，孙思邈想为老虎取出骨刺，但又担心老虎兽性发作伤到自己的手臂。犹豫不决之时，他忽然想起药担子上有只铜圈，就取来放进虎口撑住老虎的上下颚，顺利帮老虎取出了横在喉咙里的骨刺。被治愈的老虎摇动尾巴点头致谢，并代替毛驴将孙思邈驮下了山。后来游走在乡间为人治病的走方郎中，手持一个铜圈（叫作串铃或虎撑），一方面用来招揽患者，另一方面告示自己医德医术师从孙思邈，可以为老百姓解除病痛。因此，人们用"铃医"来指称游走行医的民间医生。（图10-2）

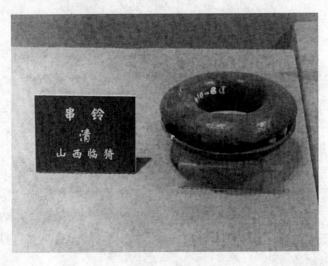

图10-2 串铃

游医摇虎撑还有一定的规矩，如果把虎撑放在胸前摇，说明医生医术平平；与肩齐平，表示医生医术较高；举过头顶，表示医术非常高明。但不管举到什么位置，在路过药店门口时，是不能摇动虎撑的，因为药店供有孙思邈的牌位，这时摇虎撑是对孙思邈的不尊敬，药店的人可以去没收游医的虎撑和药箱，游医还须向孙思邈的牌位上香赔礼。

孙思邈认为，"人命至重，有贵千金，一方济之，德逾于此"。故他将自己的医学著作命名为《备急千金要方》，该书系统地总结了中国自古至唐初的医药学成就。另外，孙思邈还创立了"阿是穴"、发明了导尿术、创绘彩色《明堂三人图》等，鉴于孙思邈对医药学的巨大贡献，后人尊称他为"药王"。见图10-3。

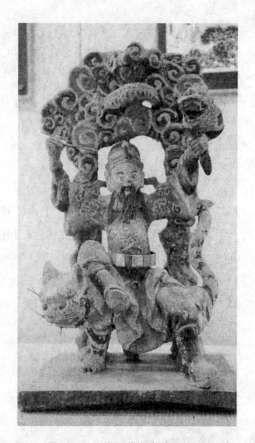

图 10 – 3　孙思邈坐虎诊龙木雕

孙思邈的事迹和医德可概括为：

人命至重贵千金，一心赴救为黎民。

虎撑铃声驱二竖，大医精诚铸医魂。

中国古代历来重视医者之德，众多传世典故，都有一个共同的特点，历代医家不仅医术高超，更重要的是他们医德高尚，尊重生命，重义轻利，济世救民，为当时的普通百姓作出了重要贡献。"杏林""橘井""悬壶""虎撑"等典故，虽然带有一定的传奇色彩，但表达了古代医者的美好愿望。一方面，他们悬壶济世，以救死扶伤、普济苍生为志向；另一方面，患者有时像猛虎一样，既需要被救治，又有可能会伤害到医生。因此"虎撑"等可以看作是解决医患矛盾的中介，体现了古代医者高超的智慧。

【思考题】

1. 人命至重思想的历史渊源？

2. 大医精诚思想对现代医生有哪些警示？

3. 你的家乡有哪些与中医有关的典故，它们反映了古代医者的什么品质？

第十一章

中西比较

中医学和西医学是屹立于世界医学之林的两大医学体系，相同的研究对象和研究目的，却有着迥异的理论、方法和技术，追根溯源，主要是由孕育中、西医的社会文化背景不同所致。文化是医学产生的土壤，而哲学的产生或出现，代表着人类文明的最新成就和人类思维的最高凝练，是人类文化的核心内轴。

第一节 方法论差异

中、西不同的社会文化背景、不同哲学思想、文化根源等造就了中、西医两大不同的医学体系。中西医所依赖的哲学思想不同，经历不同的历史发展道路，形成了不同的思维方法。见图 11 - 1。

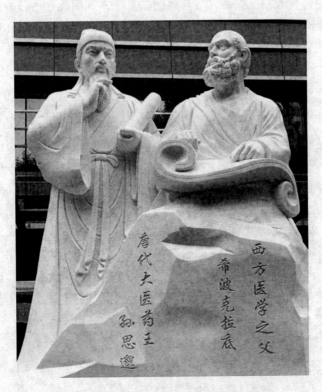

图 11 - 1 中西医学是两种不同的学术体系

一、哲学与医学

（一）中国哲学思想与中医学

博大、精深、古朴、厚重的中国传统文化孕育了生命力极强的中医学。元气论、阴阳学说、五行学说、天人相应学说等中国古代的哲学思想指导着中医学家探索、认识生命的奥秘，从而构建了中医学独特的理论体系。

中医以整体思维为特征，其起源可追溯到春秋战国时期，以《黄帝内经》《黄帝外经》的著述为形成标志。其主要思想来源于老子的"道生学说"、孔子的"中庸"思想和阴阳家的"阴阳五行学说"等，从而形成了人即天、天即人的"天人合一"哲学、中庸平衡的"和谐"哲学及相生相克的动态"阴阳五行八卦"哲学等。尤其是道家和儒家思想，它们是中国传统文化的两大主要流派，道家思想是中华民族文化的深层底蕴，儒家思想是中国传统文化的核心和主导。

1. 道家与中医　道家认为"道"是宇宙万物的本原，崇尚自然无为、返璞归真。"自然"是指人的自然本性，也指天地万物的自然状态，是道家的价值体系。道家形成、发展的时候，也正是中医学孕育、产生之际。道家和中医的哲学思想都源于易学。《周易》是中华民族古老文化的奠基石，是中国哲学和传统文化的源头活水，其思想是中国文化的核心。易学，阐述天地万物阴阳动静变化的道理。作为中国哲学的理论根基，既影响着道家，又影响了中医，易道相通，医道同源。作为一种深厚的哲学基础，道家的世界观和方法论渗透到中医学的理论体系和临床诊疗实践之中，其中道本论、气一元论、形神论等对中医学理论体系的形成和发展影响尤其深远。道家思想的本质是人与自然关系的哲学，道教的教理教义都是围绕生命展开的，生命问题是道家思想的枢纽，也是中医学的研究对象；探讨人与自然的关系、人如何能延年益寿是道医共同的研究内容；道家的著作中包含有丰富的医药、养生的知识，而在许多的中医药著作中有不少道家的思想观点；道家对生命的认识和实践不断丰富、发展了中医学。

《老子》指出："道生一，一生二，二生三，三生万物。万物负阴而抱阳，冲气以为和。"即"道"或"无"化生出元气，元气化生为阴阳，阴阳二气交感和合，产生万物。《黄帝内经》继承了道家的这一思想，《素问·天元纪大论》说"清阳为天，浊阴为地"，"在天为气，在地成形，形气相感而化生万物矣"，《素问·六微旨大论》说"天气下降，气流于地；地气上升，气腾于天。故高下相召，升降相因，变化作矣"。《黄帝内经》中说的"天"或"天地"，就是指客观存在的自然之物，即自然界，认为世间万物都是自然演化的结果。

道家的"精""气""神"等基本概念，被全部引进医学，并为中医学奠定了唯物主义的理论基础。《黄帝内经》汲取了庄子"通天下一气"的思想，从医学的角度提出了"人以天地之气生，四时之法成"（《素问·宝命全形论》）的观点，认为天地自然万物是由气构成的，人也不例外。"人生于地，悬命于天，天地合气，命之曰人"（《素问·宝命全形论》），同时认识到人处于天地之间，生活于自然环境之中，人的生命的维持也全赖此气，即"天食人以五气，地食人以五味"（《素问·六节脏象论》）。这里的"气"具有"物质性"和"运动性"两种根本属性。

《黄帝内经》对元气论还作了多方面具体的阐发，此后历代医家和医著又作了多种发挥，发展出表达医学专业内容的"气""气化"等概念。精气学说成为中医学重要的理论之一。

《黄帝内经》接受了道家崇尚自然、顺乎自然的思想，认为自然有其自身客观规律与法则，顺应自然是人类生存的最佳选择。从医学的角度比较详尽地考察了人及人和"天"的关系，用医学、天文学、气象学等自然知识论证并丰富了天人关系的理论。认为人产生于自然界，人与天地有着同一的本原和属性，生命运动规律受自然界的规定和影响，确立了"人与天地相参"的生态哲学观。《灵枢·逆顺肥瘦论》说："圣人之为道者，上合于天，下合于地，中合于人事。"

首先，《黄帝内经》认识到人的生命运动随自然界的运动和自然条件的变更而发生相应的变化。《灵枢·顺气一日分四时》明确指出："春生，夏长，秋收，冬藏，是气之常也，人亦应之。"《黄帝内经》还发现，不同的地方区域，由于环境条件如气候、水土、饮食、居处等条件不同，人们的生活习惯、劳作方式不同，从而形成不同地方区域人群体质的差异，并形成当地的多发病和常见病。《素问·异法方宜论》记载了生活在我国东、南、西、北、中不同区域的人，由于各地的自然条件不同，导致其体质状态不同，并形成地方性的常见病和多发病。

其次，中医学认为自然环境因素对人类疾病的产生与发展有着直接的影响作用。《灵枢·论疾诊尺》说："冬伤于寒，春生瘅热；春伤于风，夏生后泄肠澼；夏伤于暑，秋生痎疟；秋伤于湿，冬生咳嗽。是谓四时之序也。"在一天之内，随昼夜阴阳消长进退，人体的气血脉象也发生相应变化，人体的病理反应也会各有差异。"夫百病者，多以旦慧、昼安、夕加、夜甚。何也？岐伯曰：四时之气使然。"（《灵枢·顺气一日分为四时》）

中医学主张养生治病必顺应自然。《黄帝内经》中无论是养生保健，还是治疗疾病，都根据季节气候、地理条件采用了不同的措施和方法。《灵枢·本神》说"智者之养生也，必顺四时而适寒暑，和喜怒而安居处，节阴阳而调刚柔，如是则辟邪不至，长生久视"，《素问·上古天真论》说"上古之人，其知道者，法于阴阳，和于术数，饮食有节，起居有常，不妄作劳，故能形与神俱，而尽终其天年，度百岁乃去"。中医学中的运气学说、子午流注、灵龟八法都是"天人合一""天人相应"思想的产物。

2. 儒家与中医　儒学对中医学的形成和发展起了积极的作用。儒学主张人本主义，否认鬼神的存在，对生命给予了唯物的解释，为中医学正确认识生命现象奠定了坚实的基础。《黄帝内经》明确指出："拘于鬼神者，不可与言至德。"儒家重人事、轻鬼神的思想意识和正统思想的强大势力为中医学的发展营造了良好的社会环境，使中医学较少受到宗教神学的影响，为中医学的健康发展打下了良好基础。

作为儒家的基本方法论原则的中庸之道，被中医学领域接受并得到贯彻。中庸思想广泛贯穿和渗透于中医学的生理、病理、病因、治疗、养生、防病等学说之中，成为中医人的一种思维定式，对中医学影响全面而深远。

儒家中庸之"和"的思想，运用于中医生理学中，即是"阴平阳秘，精神乃治"（《素问·生气通天论》），"阴阳匀平，以充其形，九候若一，命曰平人"（《素问·调经论》），即保持各种功能的协调与平衡是维持健康的根本；发病学上认为"生病起于过用"（《素问·经脉别论》），"失中为病"，即"太过"或"不及"是导致疾病产生的原因；在病理学方面，中医学认为，阴阳失调是一切疾病发生、发展的基本机制，"阴阳离决，精气乃绝"（《素问·生气通天论》），人体就死亡；治疗原则是"谨察阴阳所在而调之，以平为期"（《素问·至真要大论》），"补其不足，泻其有余"（《灵枢·邪客》）。"中和"观念还是历代养生家的指导思想，《黄帝内经》明确了养生的原则就是"和于阴阳，调于四时"。

儒家的"正名"思想明显地反映于中医学的脏腑命名中。"心者，君主之官也，神明出焉。肺者，相傅之官，治节出焉。肝者，将军之官，谋虑出焉。胆者，中正之官，决断出焉。膻中者，臣使之官，喜乐出焉。脾胃者，仓廪之官，五味出焉"，"故主明则下安，主不明则十二官危"。另外，中医学把心的阳气称为"君火"，其余四脏之阳气称为"相火"，"君火以明，相火以位"。儒家的尊君思想在制方理论中也有直接的体现，《素问·至真要大论》说："方制君臣何谓也？岐伯曰：主病之谓君，佐君之谓臣，应臣之谓使。"此外，中医学中"阳主阴从""气为血帅"的理论也都是儒家正名思想的体现。

儒家以"仁义济世"为人生追求，而医学为"仁术"，以治病救人为宗旨，儒与医有相似的人生目标，道德教育和伦理政治使许多儒生介入医学事业，医、儒结合，形成了一个人数众多、绵延悠久的医家群体，即所谓"儒医"。这也是儒家对中医学产生深远影响的一个重要表现之一。儒医的大量出现，从根本上改变了传统中医医生的组成，客观上壮大了中医学队伍，提高了中医医生的社会地位，改善了中医学队伍的知识结构，为中医学广泛地吸收其他学科知识如天文、地理、物候、哲学等奠定了基础。

儒医在其医疗活动之外，还凭借他们探索规律的求知态度和理性精神，钻研医学理论，著书立说或编纂校勘医药文献，留下了一大批著作；不断创新，丰富和发展了中医学理论体系；受儒学思想观念的深刻影响，形成了中医学的职业道德规范；儒家文化对传统的极端尊重，大大强化了中医学理论的延续力。

阴阳学说和五行学说也是中国古代最重要的哲学成果，《黄帝内经》把它们引入医学领域中，作为中医学的思想方法、说理工具之一，其应用贯穿于中医学的各个方面，促进了中医学独特理论的形成。《黄帝内经》非常重视认识和把握阴阳之道，《素问·阴阳应象大论》："阴阳者，天地之道也，万物之纲纪，变化之父母，生杀之本始。"五行学说是以木、火、土、金、水五类特性及其生克制化规律来认识、解释自然的系统结构和方法论。中医学用其解释人体内脏之间的相互关系、脏腑组织器官的属性、运动变化及人体与外界环境的关系。"五行"与"五脏""五志"之间存在着相互资生相互制约的密切关系。阴阳和五行学说对天地万物的生成作了唯物主义的解释，明确指出了自然界物质运动规律的客观性和可知性。阴阳学说和五行学说指导着中医的理论和实践，表现在人体的组织结构方面、人体的生理功能方面、人体的病理变化上、指导疾病的诊断上、指导治疗用药上。

（二）西方哲学思想与西医学

西医哲学思想起源于古希腊哲学体系，希腊哲学是西医学之母。西医对探索结果的判断以"真假"或"正误"为标准，大胆解剖人体结构，对人体外形和内部从宏观到微观的各个方面的可视性结构进行精细的观察与测量，然后通过"理性的逻辑推理"形成结论。西方哲学大家都注重追求严密公理化系统，试图运用形式逻辑的推理方法来认识自然。这些都给西医学的发展打上了深刻的烙印。

他们通过建立一种可以解释和确立自然现象和规律的哲学体系，从观察自然、探索宇宙到思考人体，建立了古希腊医学思想和体系。阿尔克马翁明确指出医学研究应该结合哲学理论。柏拉图认为身体由四元素混合而成，即土、火、水、气。当这些元素变得过多或过少，超过了自然要求时，或这些元素改变了位置，即离开了自然的位置，跑到了不适合的地方，所有这些因素或其他类似因素都是造成疾病和紊乱的原因。

古希腊医学最高成就的代表人物希波克拉底（公元前460—前355），他把对自然的观察和对自然现象原因的探讨结合起来，通过高度抽象的思索和缜密的逻辑推理，用经验和理性去创造医学，这即是希波克拉底医学的基本纲领。他完全继承了宇宙本原论"四根说"思想，认为四种元素混合组成机体的各个器官、组织等，而且四种元素的基本特质是冷、热、干、湿，人体的每一部分各有其主要性质，并提出了"体液病理说"。

亚里士多德（公元前384—前322）把原因与结果、动力与物质、实体与关系等范畴引入到生物学、医学研究之中来，使生命、生命现象、疾病原因等得到了部分说明，并详细描述了动物的内脏和器官。亚里士多德所创立的唯物主义医学体系加快了医学科学化的进程。

盖伦（129—199）继承了希波克拉底的学术思想，倡导实证医学，对后世西医学的发展影响深远，其思想和学说统治西方医学1400多年。他认为大自然以完善的智慧运行着，一切事物、一切现象都有一定目的，所以人体的器官完全是相对应于其功能而产生的，每一个器官都与预先固定好了的目的相匹配。他把自己通过准确的解剖学和实验观察到的生理学成就都归结于哲学的预测和期待。

帕拉塞尔萨斯（1493—1541）强调医生应该进行观察、实验或实践，经验和智慧才是医学进步和发展的基础。

维萨里（1514—1564）是真正解剖科学的奠基人，而且还是西医学科学的创始人。

17世纪以后，西医学思想的发展受到经验论和逻辑实证主义（新实证主义）的影响，重观察、重实验、重测量的观念决定了医学发展的方向。哈维（1578—1657）发现了血液循环。他经过20余年的实验观察证明心脏是血液循环的原动力，并且还测算过心脏的容量、流出量和回心血量等，确立了血液循环理论。法国人比沙（1771—1802）把显微镜引入解剖学领域，并将人体组织进一步划分为神经、软骨、血管、淋巴、纤维等组织，从此有了组织学。意大利解剖学家莫干尼（1682—1771）将观察和实验结果进行了系统的组合，把器官变化与疾病的关系联系起来，成为病理解剖学的创始人。他倡导探索疾病本质"病在器官"的思维方法，促使医学研究以观察、实验为手段，以更客观、更精确、更微观的方式，去寻求疾病产生的部位和原因，极大地推动了临床医学的进步，这种思维方式很大程度上得益于新实证主义的影响和渗透。

20世纪70代以来，西方产生了新兴的临床医学科——循证医学（evidence-based medicine，EBM）。循证医学的思想可以追溯到科学哲学中的"证伪理论"。循证医学的观念和方法的迅速兴起，涉及医学各个领域，它使医学研究模式、临床观察模式和决策模式发生了深刻的革新。

二、方法论

（一）中医学的认知方法

1. 取象比类法　"象"是中国传统文化中一个重要的概念。由于中国传统文化的源头《易》对"象"的重视，决定了中国传统认知思维方法中具有明显的取象性特征。

取象比类法中的"象"，首先是指客观事物表露于外的形象、现象，即凭借感官可以直接捕捉到的；其次是指意象，即隐含着某种意义的卦、图或物的象等。这种方法，又称"援物比类法"，是指运用形象思维，根据被研究对象与已知对象在某些方面的相似或类同（即取象，或援物），通过对两者的比较和推论，认为两者在其他方面也有可能相似或类同（即比类），据此推导出对被研究对象某些性状特点的认知方法。它与现在科学研究中采用的"类比"方法有相似之处。早在《素问·示从容论》中就有记载，"援物比类，化之冥冥""不引比类，是知不明也"。

中医学多以自然之象类推人的生理和病理现象，从而得出创新性的结论和见解，建立起自己独特的理论。如中医学家观察到自然界中，天气寒冷时，河水凝结成冰，植物的营养多藏于根部，小动物藏于地下而冬眠；天气变暖时，河水畅流，动植物皆繁荣表现于外，人亦与之相应。故《素问·八正神明论》说："天温日明，则人血淖液而卫气浮，故血易泻，气易行；天寒日阴，则人血凝泣而卫气沉。"人体内血液的运行，犹如自然界河水的流动一样，亦受四时气候寒温变化的影响。

中医学亦常用"类比"法来探究病因。在自然界，风吹则物动，微风则枝叶颤动，大风则树枝摇动，狂风可使树木倾倒；火则有烧灼、升腾、炎热、焦躁等特征。根据"取象比类"方法，中医学认为凡人体四肢和头部不自主地震颤、摇动或抽搐，严重时则人突然仆倒、半身瘫痪等，皆由"风"所引起；症见咽喉红肿疼痛、舌赤猝痛、口内生疮、大便干结等的病变，则由"火"所致。

取象比类法（援物比类法）有着重要的认识论意义，是中医学重要的认知方法论之一。

2. 司外揣内法 又称为"以表知里法"，是指通过观察事物的外在表象，以揣测、分析和判断事物内在状况和变化的一种认知和研究方法。

古代医家正是充分运用了司外揣内的认知方法，从而得出了中医学关于人的生理和病理的许多理论知识。中医藏象学说的理论大多由此形成。所谓藏，指藏于体内的内脏；所谓象，则指表现于外的生理和病理征象；而藏象则正如《类经》所说："象，形象也。藏居于内，形见于外，故曰藏象。"可见，藏象学说就是以此为方法论根基，借助对人外在的生理、病理现象的观察与分析，来推知其内在脏腑的功能特点、生理活动规律及状态。因为中医学认为"象"是最能"真实、客观、动态"地折射人之内在脏腑的功能状态的，"有诸内必形诸外"。如通过对人的脉象、舌象、面色及心胸部感觉等外在表象的观察与分析，就可以了解心主血脉的功能状态。所以《素问·阴阳应象大论》说："以我知彼，以表知里，以观过与不及之理，见微得过，用之不殆。"《灵枢·本脏》说："视其外应，以知其内藏，则知所病矣。"《灵枢·外揣》曰："五音不彰，五色不明，五脏波荡，若是则内外相袭，若鼓之应桴，响之应声，影之似形。故远者，司外揣内；近者，司内揣外。"这说明以表知里，司外揣内的方法是具有实质基础的，它把"象"作为研究"要素"进行比较研究，从生命的运动变化规律中探讨医学科学理论，建立了自己独特的"藏象学说"的理论构架。

中医认为生命之本质乃在于"气"的生化运动，而不是形。因"气合而有形"（《素问·六节藏象论》），"形归气，气归精，精归化"（《素问·阴阳应象大论》）。中医学观察注重气之运动，而轻视形态，是一种功能观察法而不是用静态的解剖法。如对"命门"的认识，清末医家何廉臣说："（命门）视之不见，求之不得，附于气血之内，宰乎气血之先……非解剖法所能知，非显微镜所能窥。"（《通俗伤寒论》）

中医学认为，"形精之动，犹根本之与枝叶也，仰观其象，虽远可知也"（《素问·五运行大论》）。这就是说"脏腑"虽隐而不见，然其气象性用必显之于体外。正如《灵枢·外揣》形象之比喻："日与月焉，水与镜焉，鼓与响焉。夫日月之明，不失其影，水镜之察，不失其形，鼓响之应，不后其声，动摇则应和，尽得其情。"《黄帝内经》提出与规定了"内藏"与外应之"象"的关系：如"心之合脉，其荣色；肺之合皮，其荣毛；肝之合筋，其荣爪；脾之合肉，其荣唇；肾之合骨，其荣发"（《素问·五脏生成》）；又如"五官者，五脏之阅也"，"鼻者，肺之官也；目者，肝之官也"（《灵枢·五阅五使》）。中医学从音、色、脉、舌等多个维度的"象"，来获取内藏生理和病理信息的四诊方法，以求达到全面系统的观察。

3. 揆度奇恒法 《素问·玉版论要》云："揆度者，度病之浅深也；奇恒者，言奇病也。""五色脉变，揆度奇恒。"所谓"揆度"，即是衡量。"奇恒"，即是特殊与一般，或异常和正常。故"揆度奇恒"，就是用比较的方法对事物进行鉴别，从一般与特殊的比较中，找出其不同之点或相同之处，从而发现其规律。比较是认识客观世界的基础，是运用逻辑规律和各种科学方法对客体进行认识的前提。通过比较进行鉴别认识，也是中医学分析人体生命活动、病理变化常用的方法。在中医临床实践中的应用尤为普遍。如《素问·平人气象论》所说："人一呼脉再动，一吸脉亦再动，呼吸定息，脉五动，闰以太息，命曰平人。平人者，不病也。常以不病调病人，医不病，故为病人平息以调之为法。"又说："人一呼脉一动，一吸脉一动，曰少气。人一呼脉三动，一吸脉三动而躁，尺热，曰病温。人一呼脉四动以上曰死。"这即是通过对脉率的比较，以区分和鉴别平脉、病脉和危重病脉的方法。如将健康与疾病来比较，则健康为恒，疾病为奇；如以疾病症状而言，一般疾病中常见症状为恒，特异症状为奇。采用比较，进行归纳和区分，以认识人体生理病理机制，是中医学理论系统化、科学化的基础。

正是基于以上认知方法，才形成了中医学独特理论独特的系统观、整体观，独特的对人之复杂生命现象的解释。

（二）西医学的认知方法

1. 解剖观察法　即"形态观察法"。与中医学相比，西医学从古希腊起就具有良好的解剖传统，这种传统可能发源于古埃及制作木乃伊的风俗。西方主流哲学都强调实体物质及其对宇宙的构造的重要性。西医学曾经很长时间把人看成是机器，认为人体特定的组织结构就如机器的部件一样承载着特定的功能，结构决定功能，坚信"形态是动物的主体"，"形态是功能的基础"。如果该组织结构发生器质性改变，必然会引起该组织结构的功能发生变化。在此认识观的影响下，西医学把关注的重点放在对人体结构的认识和对构成这些结构的实体的认识上，解剖观察法是西医学研究和认识人体的主要方法。西医学者利用解剖方法和其他形态观察法创立和发展了正常人体的解剖学、组织学、病理解剖学、组织病理学和细胞病理学，以及微生物学等，使西医学出现了一次又一次的飞跃性发展。

但应用"解剖观察法"所看到的毕竟是僵死的、静止的、局部的东西，它不能准确、完整、动态地反映在活的机体状态下的情况。此方法虽是认识人生命奥秘的主要手段和窗口，但需与整体的功能观察法结合起来才能更加全面地认识生命奥秘和规律。

2. 实验研究法　是近代西医学所采用的主要研究方法之一。西医实验普遍要求设立对照组，采取"双盲法"，并大量运用数理统计方法，有着严格的程序规则。文艺复兴以后，弗朗西斯·培根提出了实验医学建设纲领，认为为了获得对人体结构和功能认识的理论知识，应借助各种实验。在实验的过程中，不仅能对已有的医学理论知识进行"证实"或"证伪"，而且还能产生新的发现，从而逐步建立起一整套实验方法和实验学科。

以形态学为基础发展起来的科学实验方法广泛应用，包括理化实验、动物模型等，贯穿了基础研究、临床诊疗、药物开发等各个过程，认识水平逐渐从系统、器官、组织发展到细胞、分子层次，促进了西医学的发展，使西医的腾飞有了雄健的翅膀。

3. 分析还原法　亦是西医学常采用的一种认知思维方法。它是在西方还原论思想的影响下产生的，认为整体由部分构成，通过对部分的认识还原到对整体的认识。把整体分成部分，各部分作用之和仍等于整体。西医学使用分析还原方法对人的生命进行研究，认为人的整体由部分构成，可以把整体分解为部分来进行认识；生命的整体性能可以由它的组成部分的性能完全解释清楚。生命运动是由较低级的物理、化学等运动组成的，可以把生命的高级运动还原为低级运动来认识，生命和疾病的现象完全可以用物理和化学变化的规律来解释。从分析还原方法出发，要认识体生命的本质和规律，就必须认识组成人体各要素的本质和规律，就必须把人从整体到局部、从高层次到低层次进行层层分解、层层还原。正是应用这样的方法，西医学对人体正常或异常的结构和功能，对影响人体健康和疾病的各种因素（生物、微生物、理化等），从宏观到微观再到超微，认识越来越深入、深刻，并建立起一系列相应的学科。

　　中西医学认知方法的不同，决定了中医学以注重宏观、整体、功能、关系为特色，是有机的、朴素的、系统论的思维方式；西医学以注重微观、部分、结构、实体为特色，是带有机械性、结构性的思维方式。

　　中医学强调整体和联系，局部仅仅是空间上的某一点，因此诊断上强调四诊合参，而西医注重局部证据。中医的认识方法主要是定性，对量要求不高，这点从逻辑思维来看不够严密。而西医的诊疗方法强调定量与定性的结合，尤其是定量，在诊断上检查结果数值大小是关键，治疗上有效剂量、血药浓度、安全范围也十分重要。

　　由于方法上侧重之不同，诊断或疗效判断标准也不统一，中医主要以临床症状、经典著作和疗效为标准，重视总体效应。而西医主要以检测指标、影像学依据为标准，二者都有其片面性。从某种意义上说，中医重视逻辑思辨，西医注重现代理化依据，其在人体解剖、生理病理、药理药化等方面有较明显的优势；加之物理、化学、分子生物、信息技术等现代科技的飞速发展，其在疾病的诊断和治疗方面的优势不容忽视。

第二节　整体观差异

　　中医学由于受道家、儒家思想的影响，随着《黄帝内经》及《伤寒论》的出现，经典中医学的学术思想体系逐步完善，其具有整体观、朴素系统观的学术思想、学术内容、学术风格也正式形成。而西医学则由于资产阶级革命，科技革命的影响，随着两次科技革命的发展，他们在机械、物理等方面发展迅速，在世界观和社会环境的指导下，形成和发展了以还原论为核心的，分解还原、科学实验、定量方法、逻辑法则等一系列研究方法，这些观点和方法促使西医学沿着部分、微观深入的方向发展，造成了中西方医学发展的不同步。中医学注重整体观，以整体的、联系的观点和角度来看待疾病的发生发展及运用整体观指导疾病的治疗。而西医学是以部分的、微观的角度来看待和分析疾病的发生发展过程，并以此观点指导疾病的诊断。

　　中医学多从宏观角度出发来认识问题，强调整体性及哲学层面上的思辨性。中医在研究人体时，把人体当作一个复杂系统，如"天人相应"观、整体观、藏象学说等。中医经历了从《黄帝内经》到张仲景《伤寒杂病论》所创立辨证施治理论体系一直到明清时代的温病学派，形成了一套以整体观念为核心的理论体系。中医学依赖于传统哲学的思辨，形成了以整体观念、辨证求因、宏观调节为特点的整体医学体系，在思维模式上把天、地、人、时的统一关系作为研究对象，建立了相应的理论框架，即以五脏为中心、经络为联系的有机整体观念和以人体为中心与自然界息息相关的"天人合一"观，强调了机体、自然、社会、心理的统一，整体与局部的统一和表里上下的统一。

　　如果说西医学的治疗目标是"治人的病"，那么中医学的治疗目标则是"治病的人"。中医学哲学思维最显著的特点是整体观。中医学哲学思维看待世界是有机的，其看待健康的人体和生病的人体也都是有机的和整体的。中国哲学以元气论为核心，认为作为客体存在的"天""地"是作为主体的"人"产生的根源。由于人为天地所生，天地中有人类存在所需要的各种元素，所以，人类只有顺应自然规律才能够生存。在此思想指导下，中医追求的不是如何改造外部的客体，而是主体的行为如何顺应自然规律，并最终达到天、地、人之间的和谐统一。中医认为，人的生命是元气的变化过程，通过气的升降出入维持一种动态平衡的状态。当外界（如六淫）或者自身（如七情）等原因造成了这种和谐状态的失衡，人体就出现了疾病的各种症状。因此中医治疗的目标就是要通过各种手段恢复人体与外界及人体自身的动态平衡，一旦平衡重新建立，各种病证就会自然消失。与西医学把关注的重点放在致病因子或病理因素不同，中医学始终要求医生必须眼中要有"人"。

中医学认为，健康与疾病是"完整的人"（与天、地合而为一）的正常与异常状态。在元气论思想指导下，它将人体生命活动整体的功能状态作为研究对象，以机体功能状态的变化规律作为研究内容。在诊疗中，依靠医生的感官，通过望、闻、问、切的手段，搜集患者的内、外宏观表征，通过四诊合参，综合分析，结合临床经验，形成判断，从而为中医药干预提供依据。中医学强调整体和联系，具有整体性、联系性、有序性、动态性等特征。治疗理念是调和，治疗目标是使人体阴阳恢复动态的平衡。

中医学治则体系所着眼的是机体的整体状态，而不是某一具体环节；治则本身也是个思辨性的整体，并不把关注的重点放在对疾病的研究与祛除上，而是放在调节人体内部及人与自然的关系上。中医学无论是养生还是治病，都强调"谨察阴阳所在而调之，以平为期"。通过"补不足，损有余"，使阴阳两方面的功能都恢复到正常，达到阴阳自和的状态。此外，还要调节脏腑功能，使各脏腑功能恢复正常，并相互协调、相互促进；调节气血关系，使气的生血、行血、摄血，与血为气母的关系协调互用；调节天人关系，使人与自然的关系协调。

宏观调节是中医治疗的基本手段。疾病的发生从本质上说是机体阴阳失衡，因此治疗的关键是调节阴阳的平衡。虽然从治则上有早治防变、治病求本、扶正祛邪、调整阴阳、调理气血、调治脏腑、三因制宜的不同，但都是在整体观念指导下的宏观调节。这种调节可能忽略某一具体的病变部位或病理现象，但是立足于解决主要矛盾，调整矛盾对立双方，同时还注意把握度的关系，即所谓"衰其大半则止"。更重要的是还考虑了自然、社会、心理等外因的反作用。治病时要将患者临床表现的各种症状及一切与疾病有关的社会、环境等因素加以综合考察、分析，探求其病理变化的实质，并在此基础上，抽象出疾病的性质，诸如寒、热、虚、实等，根据疾病的性质确定相应的治疗，即所谓的辨证论治，这与西医学的辨病存在较大差异。

中医学注重人的精神层面、功能层面、整体层面和动态层面，体现了对生命复杂现象的直觉观测、灵性感悟和整体把握。中医学始终把患者当作一个与环境、宇宙相关的整体，将人的生命与健康当作其理论的中心与目的的整体观念，是"人的医学"的一种体现。医生要以"患者"为中心，而不是"病"，这不仅是未来中医学持续发展的目标，也是未来全世界医学的目标。

中医学的理论和方法符合现代系统论的观点。第一，强调整体性，自发地把握人的"整体不等于部分之和"的特征，把注意的重点放在人的整体水平，把握了只存在于人整体水平的一系列"系统质"（如气、神、藏象、经络等），注重的是"人""人病"和"治人"。第二，注重联系性。中医学所关注的重点不仅仅是体内诸要素，而更重要的是阴阳、五行、正邪、天人等相互关系和相互作用。第三，看重稳定性。中医学自发地把人理解为开放系统和耗散结构，用气化活动描述人的耗散活动和熵变化，用阴平阳秘来表达人的有序稳定，各种"证"则是代表有序稳定的偏离和破坏。第四，把握动态性。中医学把握了人的自我组织、自我调节规律，强调恒动特性，主张养生知本、治病求本，注意遵循机体"阴阳自和"的规律，运用各种手段调整阴阳，推动机体自我调节以达到健身治病的目的。

中医学在对待疾病诊疗问题上采用一种完全不同于西医的方式，即所谓的"调和观"，认为疾病的治疗在理念上应该是在"调"而不在"抗"。中医学认为，人不仅和外部自然界是一个整体，天人相应，处于一种动态平衡之中，而且人自身也是一个和谐的整体。中医学非常重视人体"正气"的养护，认为"正气存内、邪不可干"。在人体内外，气机通过升降出入的方式达到平衡，阴阳通过胜负的方式达到平衡，五行通过生克乘侮的方式达到平衡，从而使人体形成一个动态平衡的有机整体。中医学历来有"养胜于治""上工治未病"等治疗原则，认为平时注重养生、保持机体动态平衡、维护人体整体和谐的状态远比疾病后的治疗重要和高效得多，因此注重预防，谨察阴阳以调之，从而收到事半功倍的效果。同时中医学坚信，人体具有自身调和的强大功能，诊疗的方向应该尽量激发人体内这种自我调和的积极力量，回归动态平衡状态，从而达到调和阴阳、扶正祛邪的目的，这样疾病也就不治而愈了。

形神学说是中医学基础理论之一。形，即形体功能，包括气血津液、脏腑经络、躯体肌肉等生物机体或生命物质及其所进行的功能活动，可视为生物因素；神，在中医学理论中其概念很广泛，而在中医学形神医学模式中，泛指精神魂魄、感觉思维等各种心理活动过程，即心理因素。中医学认为形体是本，有形体才有生命，有生命才产生精神活动和具有生理功能；而神是生命活动的外在表现，神的物质基础是气血，气血又是构成形体的基本物质。另一方面，人体脏腑组织的功能活动，以及气血的运行，又必须受神的主宰。"形与神"两者相互依附而不可分割的关系，称为"形与神俱"。无形则神无以附，无神则形不可活，两者相辅相成，不可分离。形神统一是生命存在的主要保证。人类精神意识的形成和变化，不仅不能脱离形体，也不能脱离社会的物质生活和精神生活，它们是互为影响的一个整体。社会活动对人精神意识的作用，人的精神意识对机体健康的反作用，精神活动和生理活动互相联系、互为影响，强调了整体统一、形与神俱、形神相依、形神互为影响是人与社会人文环境整体统一性的基础。

中医学理论强调治疗须顺应天时、地理等自然因素，并考虑这些因素的变化对人体疾病的影响，从而提出"因时制宜""因地制宜"的治疗原则并贯穿于具体的治则中。历代医家在治疗疾病的具体过程中充分考虑患者的社会经济状况、政治地位、文化素养、地区习俗风尚及个人经历遭遇、喜乐好恶、起居饮食等因素。中医学的生命观、疾病观、诊断观、治疗观及医者的思维和行为方式，都体现了整体观的基本特点。

而西医学建立在还原论的基础上，重视从微观角度认识问题，擅长逻辑思维。西医学哲学思维最显著的特点是还原论分析思维。局部定位的思维方式在西医学中占有主导地位。西医学在原子论的基础上，认为整体是组合的、无限可分的，将人体分割为小系统，也就是把整体分为部分，把部分再加起来作为整体。

西医学的研究对象是致病因子或病理因素，所以西医学的治疗目标就是寻找疾病的致病因子或病理因素。若确定了致病因素，就会作出临床诊断，从而对症下药；若不能确定致病因子或病理因素，西医往往只能束手无策。西医以识病必求于本为目的，用还原方法追索病因。着眼于病，立足于防。治疗理念是对抗疾病，治疗目标是治愈疾病。

从治疗目标上看，西医学是典型的治愈论。西医无论是诊断还是治疗，都会始终盯住这个致病因子或病理因素，其目标就是消除这些病理因素或切除某个病变部位，认为这样疾病就被治愈了。它借助于自然科学的观念、理论、技术、方法和仪器，对疾病的本质逐层深入研究，已从整体、器官，一直研究到分子、亚分子水平。西方医学的治疗观是以对抗性为基本原则，注重局部的具体病理环节，注重躯体病理改变，强调直截了当的治疗。正是由于其第一任务就是消除这些致病因子或病理因素，而在有意无意中忽视了人体本身，忽略了"疾病发生在人本身"这一客观联系。

随着科技的发展，研究从器官、组织、细胞等层面进一步缩小到分子、病原体甚至基因等层面，同时在物理、化学等学科的发展之下，治疗的手段也越来越微观。这也就不难理解为什么那么多的西医疗法和西药对人体具有非常大的毒副作用，因为在很多西医看来，只要能够消除那些致病因子或病变部位，这些毒副作用就是必需的和值得的，甚至不惜损害人体的正常功能。

健康不仅是没有疾病的虚弱现象，而且是身体上、精神上和社会适应上完好状态的综合表现。对于人的健康来说，最重要的不仅仅是医疗，还包括改变自然和社会环境及调动人们维护自身健康的积极性，改变不健康的行为和习惯等。健康不应该仅仅是看病。患者需要技术，更需要人道主义的温暖和战胜疾病的信心。显然，在这方面中医学具有更明显的优势。

第三节　传承精华，守正创新

中西医学的发展历史各自有着完全不同的文化起源和思维方式背景，这些学术背景造成了两大医学体系的众多不同，且各有所长。随着东西方文化交流的进一步加深，促使许多的医学家对中西医各自的优点和局限进行了深刻反省和新的探索。西医学者纷纷从中医学中寻找理论智慧，而中医学者也意识到中医的发展，必须借鉴西医的科学成就，来弥补自身的缺陷与不足。通过对中西医发展过程中的文化起源和思维方式背景进行比较，更有利于我们把握中西医发展的方向和学术间的有机融合，更好地继承学习中西医学的优秀之处，促进中西医学之间的交叉与兼容，使两者互为补充。随着中医现代化与中西医结合的不断深入，中西医学间交叉兼容将会更加自觉与充实。这种中西互补的中西医结合方式，必将促进世界医学科学的发展。

医学研究的对象不是纯粹客观的自然物，而是具有意识和主观能动性的人。医学的内在目的却是防治疾病，增进人的健康。无论对于中医还是西医，我们都不能用某种理论对其妄加指责，而应看它在临床实践中是否有效。对于中医，既应当看到它是高度发展的经验科学，肯定其科学性；又要反对尊经崇古的保守作风，主动积极地汲取现代科学和西医知识，迅速走向现代化。对于西医，既应当看到其先进性和科学性，看到它坚实的自然科学基础；又要反对崇洋媚外，纠正其形而上学和纯生物学观点的偏差。要积极吸取中医的精华，促进西医现代化。在医学的大框架下相互渗透，相互理解，共同促进，共同繁荣。

在自然观上，中医学属于有机自然观，强调整体、恒动、功能、天人相应等，理论的可证伪性较弱；西医学属于构造自然观，强调结构、局部、静态、分析，理论的可证伪性较强。在语言概念方面，中医学的概念术语多有歧义、模糊、涵盖面广，具有文学和哲学特征；西医学术语语义单一、明晰、精确，是典型的科学化语言。在科研方面，中医长于辨证思维、经验总结和猜测性的天才思辨；西医长于在系统的实验事实和严格的逻辑体系上构筑理论和学说。在诊疗技术和手段方面，中医讲究四诊八纲、辨证施治，以自然药物和养生调养为主要手段；西医则尽可能动用一切科学技术成果，辨病施治，以化学药物和手术治疗为主要手段。但二者具有共同的研究对象和目的。中西医都以人体正常或异常的结构、功能及其影响因素、变化规律为研究对象，都以防病治病、保护人类健康为目的，都是人类同疾病进行不懈斗争的经验总结和智慧结晶，二者有共同的基础、对象和目的。二者有共同的检验标准，即医疗实践。只有医疗实践，才是检验二者的共同尺度。

中医学"整体观"的哲学思维方式，和西医学"还原分析观"的哲学思维方式，两者各有千秋，有利有弊，而将两者融合的中西医结合的哲学思维方式，其目标是综合二者的优点并补其不足，必然成为医学思维方式发展的正确方向。现代科学的发展将为沟通中西医学提供有力的保证，一方面，现代科学将不断提供新的认知方法和工具，为中西医谋求沟通的途径；另一方面，现代科学对人体及客观物质世界不断深入的揭示，也将为中西医的融通创造良好的条件。随着科学的发展与文化的交流，中西医学最终会走向融合。

医学观念的更新与医学模式的转变为医学教育改革及医学工作者知识结构更新提出了努力方

向。不仅对理解生命现象和疾病机制提供新思路，而且也会为临床治疗带来新方法。未来东西方两大学术体系不断交流，不断渗透，兼收并蓄，不断调整更新各自的思维方式，互相吸收学习对方的优势和长处。中医的"顺应自然"与西医的"征服自然、改造自然"要互补。

21 世纪被认为是生命科学的世纪，为了迎接新的挑战，必须高度重视医学的前沿领域和发展趋势，以把握当代医学发展的脉络。现在，人们已认识到，从健康状态到疾病过程往往是多因素、多阶段、多层次的综合事件，作为学科发展的前沿的研究领域，应从分子、细胞、整体调节和机体与环境相互作用的水平上展开，以实现分析与综合的结合、宏观与微观的统一。学科的交叉与综合已成为现代医学发展的又一明显的特点。数学、物理学、化学、生物学等学科已渗透到了医学的各个领域，形成了一大批交叉学科、边缘学科或新兴学科，如计量医学、医学物理学、核医学、超声医学、医学病毒学等。这些学科的形成及其大批成果的出现，有力地推动了现代医学的发展。中医学与现代科学的交叉与综合，如中西医结合医学、中药现代化研究。社会科学学科与医学的交叉渗透综合，医学的社会属性正在得到人们的重视，有利于促进医学模式和健康模式的转变。

医学和生命科学研究项目日益大型化和国际化，如传染病的研究和控制。信息资源的共享和国际交流得越来越频繁，节奏越来越快。它导致医学科学产生的成果已成为全人类的共同财富。人类基因组的测序工作，人们将其称为生命科学的"大科学"时代到来的标志。这种全球化趋势大大促进了医学的发展。

医学科学前所未有的迅猛发展，新技术、新方法的大量引进和利用，使基础理论研究和临床应用研究领域取得了划时代的进展。在新技术和新知识的影响下，中医学正在向整体综合与深入分析相结合的方向发展。这既是科学思想转变和科学方法更新的结果，也是中医卫生保健事业发展的客观要求。中医学有辉煌的过去，有可以继承的伟大宝库，也被当今许多一流科学家所肯定。中医学要在保持中医特色与自身发展规律的前提下，传承精华，运用中医整体观念、辨证思维，吸收现代先进的科学理论和方法，实现多学科的融合，并从整体论、系统论的高度加以提升，提出新理论和新假说，进一步寻找中西医结合的切入点；把当前最前沿的科学技术研究成果，广泛应用于中医各个领域，促进中医基础理论、诊断方法、防治措施、中药方剂应用的现代化进程。不断创新中医，开拓中医研究新思路、新方法，提高临床疗效，不断促进中医学的发展，使之更好地适应时代的需求，实现中医现代化。

【思考题】

1. 东西方不同哲学思想如何分别影响中西医学？
2. 中医学和西医学对疾病治疗的认知有何不同？
3. 试分析当今时代中医学的发展趋势。

主要参考文献

[1] 谭徐明. 都江堰灌溉中国 [J]. 北京：DEEP 中国科学探险，2006（4）：36 – 54.

[2] 杨殿兴. 感悟中医，大道之行——中医药，打开中华文明宝库的钥匙 [M]. 成都：四川科学技术出版社，2021.

[3] 庞朴. 儒家辩证法研究 [M]. 北京：中华书局，1984.

[4] 老子. 道德经 [M]. 北京：北京出版社，2004.

[5] 张金山. 先秦儒家和谐管理思想 [D]. 东北财经大学. 2012.

[6] 胡剑北. 中西医结合时间医学 [M]. 合肥：安徽科学技术出版社，2008.

[7] 任应秋. 任应秋中医基础理论十讲 [M]. 北京：中国医药科技出版社，2019.

[8] 李济仁. 李济仁中医时间医学研究与临床应用 [M]. 北京：科学出版社，2016.

[9] 熊继柏. 熊继柏讲《黄帝内经》[M]. 长沙：湖南科学技术出版社，2016.

[10] 谭春雨，方力行，陶御风. 浅析 3 种常见五行本源认识论的逻辑矛盾 [J]. 时珍国医国药，2006（12）：2424 – 2425.

[11] 王永宽. 河图洛书探秘 [M]. 郑州：河南人民出版社，2006.

[12] 张彬，陈泽涛. 阴阳五行之哲学思想源流考 [J]. 北京中医药，2008（11）：856 – 857.

[13] 王正山. 中医阴阳的本质及相关问题研究 [D]. 北京中医药大学，2014.

[14] 李约瑟. 中国科学技术史第 2 卷 [M]. 北京：科学出版社，1990.

[15] 祝世讷. 中医系统论与系统工程学 [M]. 北京：中国医药科技出版社，2002.

[16] 李莱田. 全息医学 [M]. 济南：山东科学技术出版社，1991.

[17] 刘月树. "生物心理社会医学模式"理论的历史与现实—以恩格尔为中心的学术史考察 [J]. 科学·经济·社会，2018，36（2）：18 – 25.

[18] 杨殿兴，林红. 从控制论原理看《伤寒论》中试探性诊治法的意义 [J]. 福建中医药，1984，（5）：12 – 14.

[19] 师帅，纪鑫毓，胡元会，等.《道德经》对中医诊疗思维形成的影响 [J]. 天津中医药，2020，37（10）：1147 – 1149.

[20] 王颖晓，谢朝丹. 意象思维·援物取象比类 [M]. 上海：上海科学技术出版社，2020.

[21] 何清湖，陈小平. 坚定中医文化自信 [M]. 北京：中医古籍出版社，2020.

[22] 祝世讷. 中药方剂的三个原理问题 [J]. 中国中医基础医学杂志，2001，7（5）：51 – 54.

[23] 潘清平，周日宝，贺又舜，等. 龙山县百合种植基地概况 [J]. 湖南中医药导报，2003，9（6）：56 – 57.

[24] 陈欢，谭舒舒，罗小泉，等 [J]. 中药道地药材的研究进展. 时珍国医国药，2018，29（9）：2228 – 2230.

[25] 王琦. 中医体质学 [M]. 北京：人民卫生出版社，2005.

[26] 马静. 见微知著防微杜渐——谈扁鹊"治未病"的医学思想 [J]. 医学争鸣，2010，1（5）：15 – 16.

［27］姜守诚．"返朴归真"——解读《道德经》的养生学［J］．锦州医学院学报（社会科学版）2004，2（1）：33－37．

［28］耿春红．道家的"道法自然"与中医十二时辰养生［J］．中华文化与传播研究（第三辑），2018（1）：311－323．

［29］张乙小．成都老官山汉墓经穴髹漆人像足三阳脉腧穴考证研究［D］．成都中医药大学，2020．

［30］薛玺情．国内经络实质假说的研究进展［J］．世界科学技术－中医药现代化，2020，22（6）．

［31］尹真．针灸心法浅谈［M］．北京：中国发展出版社，2017．

［32］章文春．中医内证体察学［M］．北京：人民卫生出版社，2019．

［33］林殷，陈可冀．儒家文化与中医学［M］．北京：中国中医药出版社．2017．

［34］钱超尘．中国医史人物考［M］．上海：上海科学技术出版社．2016．

［35］李具双．品掌故　话中医［M］．北京：中国中医药出版社．2019．

［36］王明强．中国古代医学教育思想史［M］．北京：中国中医药出版社．2018．

［37］张新仲．中西医学方法论之比较［J］．广州中医药大学学报，2005，22（5）：418－420．

［38］陈寒昱，严晶，吴宇，等．关于中西医结合方法论的几点思考［J］．黑龙江中医药，2014，43（5）：8－9．

［39］付晓男．论中西医学的范式差异及中医现代化［D］．长春：吉林大学．2009．

［40］吴寒斌，高虹．试论中西医哲学思维模式的分野与整合［J］．医学争鸣，2014，5（3）：23－27．

［41］陈根旺，苏永生，苏永华．中西医发展的文化起源和思维方式背景比较［J］．现代中西医结合杂志，2006，15（4）：441－442．

［42］李灿东．从方法论谈中西医理论体系特色［J］．福建中医学院学报，2000，10（4）：37－40．

［43］于永阔，潘佳．中西医思想比较对经济学研究的借鉴与启示［J］．武汉科技大学学报（社会科学版），2013，15（3）：320－323．

［44］付晓男．论中西医学的范式差异及中医现代化［D］．长春：吉林大学．2009．

［45］吴寒斌，高虹．试论中西医哲学思维模式的分野与整合［J］．医学争鸣，2014，（05）03：23－27．